Norberto Confalonieri
Sergio Romagnoli

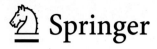

小假体
在膝关节置换中的应用

Small Implants
in Knee Reconstruction

主　编　〔意〕　诺伯托·孔法洛涅里
　　　　　　　　塞尔吉奥·罗马尼奥利
主　译　郭万首　曾意荣　沈　彬

天津出版传媒集团
天津科技翻译出版有限公司

著作权合同登记号：图字：02-2017-200

图书在版编目（CIP）数据

小假体在膝关节置换中的应用/(意)诺伯托·孔法洛涅里,(意)塞尔吉奥·罗马尼奥利主编;郭万首,曾意荣,沈彬主译.—天津:天津科技翻译出版有限公司,2018.6

书名原文:Small Implants in Knee Reconstruction

ISBN 978-7-5433-3829-6

Ⅰ.①小… Ⅱ.①诺… ②塞… ③郭… ④曾… ⑤沈… Ⅲ.①假体-应用-膝关节-置换 Ⅳ.①R687.4

中国版本图书馆 CIP 数据核字(2018)第 077408 号

Translation from the English language edition:

Small Implants in Knee Reconstruction

Edited by Norberto Confalonieri and Sergio Romagnoli

Copyright ⓒ Springer –Verlag Italia 2013

This Springer imprint is published by Springer Nature

The registered company is Springer–Verlag Italia S.r.I.

All Rights Reserved.

授权单位:Springer-Verlag GmbH

出　　版:天津科技翻译出版有限公司

出 版 人:刘 庆

地　　址:天津市南开区白堤路 244 号

邮政编码:300192

电　　话:(022)87894896

传　　真:(022)87895650

网　　址:www.tsttpc.com

印　　刷:山东鸿君杰文化发展有限公司

发　　行:全国新华书店

版本记录:787×1092　16 开本　11 印张　200 千字
　　　　　2018 年 6 月第 1 版　2018 年 6 月第 1 次印刷
　　　　　定价:120.00 元

(如发现印装问题,可与出版社调换)

主译介绍

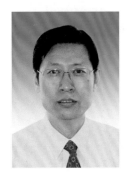

郭万首，二级教授，医学博士，北京大学医学部硕士研究生导师，北京协和医学院、北京大学医学部、北京中医药大学博士生导师，卫生部中日友好医院骨关节外科主任。中华医学会骨科分会关节学组委员、中国医师协会骨科分会关节学组委员、中华医学会骨科专业委员会北京分会委员、关节学组副组长，中国康复医学会骨与风湿病专业委员会常委、中国中西医结合骨伤科分会关节工作委员会副主任委员、中央保健会诊专家。有 33 年临床工作经验，主要从事髋、膝关节等骨科的临床研究工作，并且在国内首先开展了单髁关节置换术治疗伴有内翻畸形的膝关节骨性关节炎，手术例数在国内位于前列。承担国家卫计委"单髁关节置换手术"继续教育项目，个人手术已被"中国当代医学名家经典手术"收录，在国内对推广膝关节单髁关节置换手术的开展起到了积极的作用。先后承担国家自然科学基金 2 项，首都卫生发展科研专项 1 项，卫生部部属医院临床学科重点项目 1 项，首都医学发展科研基金资助项目 1 项，中日友好医院院级科研基金资助项目课题 1 项。发表论文 100 余篇，SCI 20 余篇，翻译《牛津膝单髁关节置换术》《部分膝关节置换术》《髋关节炎的手术治疗：重建置换与翻修》《骨科磁共振与关节镜图谱》《骨坏死》《Turek 骨科学原理与实践》《膝关节磁共振诊断》等骨科专业著作多部。

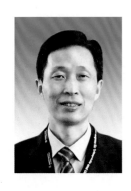

曾意荣，教授，骨科博士，博士研究生导师，广州中医药大学第一附属医院关节科副主任。中华医学会骨科分会中西医结合学组副组长，中国医师协会膝关节专业委员会委员，国际关节周围感染共识专家，中华中医药促进会保膝专业委员会副主任委员，广东省医师协会骨关节外科分会副主任委员兼青年学组组长，广东省中医骨伤专业委员会副主任委员兼骨与关节感染学组组长，广东省医学会关节学会常务委员，国家自然科学基金项目评审专家，SCI 论文评审专家。《临床骨科杂志》编委,国家重点学科——中医骨伤科学后备学科带头人。广东省十大科学传播达人。在骨科髋、膝、肩和肘关节疾病领域,特别是对股骨头缺血性坏死、髋、膝关节疾病有着丰富的临床经验。是广东省内人工关节置换手术量最多的专家之一。参与研究课题获国家、省局级等奖励五项:1999年获国家中医药管理局科技进步二等奖、2000年获国家科技进步二等奖,2001年参与研究课题获广东省科技进步二等奖。2007年参与研究课题获广东省科学技术进步三等奖。主持国家、省部厅局级课题8项,主要参与国家、省部级和厅级课题9项。在国家级、省级刊物上发表论文20余篇,发表SCI论文15篇,主编著作6本,副主编1本,主编卫生部视听教材1本,参编著作5本,参编国家统编教材5本。

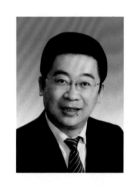

沈彬,教授,博士研究生导师,四川大学华西医院党委副书记,关节外科主任,四川省卫计委学术技术带头人。中华医学会骨科分会关节外科学组委员,中国医师协会骨科医师分会关节外科工作委员会委员,中国老年医学学会骨与关节分会常委,四川省医学会骨科专委会常委及关节学组组长,四川省医学会骨质疏松专委会副主委,成都市医学会骨科分会侯任主委。任 *Journal of Arthroplasty* 英文版、*Journal of Bone and Mineral Research* 中文版、《中华外科杂志》《中华骨科杂志》《中国修复重建外科杂志》及《中国矫形外科杂志》等十余本杂志编委及多本专业杂志审稿人。2014年被评为"全国十佳骨科医师",主要从事骨关节疾病(骨关节炎、骨坏死、类风湿关节炎)的外科治疗,重点是髋、膝关节置换术及围术期处理。负责国家自然科学基金课题2项,四川省科技厅课题4项,参与"十一五"国家科技支撑计划课题2项和卫生部行业专项基金1项,获国家发明专利1项,四川省科学技术进步三等奖1次及成都市科学技术进步二等奖1次。已培养博士后1名、博士10名及硕士16名,以第一作者和通讯作者身份发表论文140余篇,其中SCI收录40余篇(总影响因子80分以上)、Medline收录20余篇。作为副主编撰写了《关节外科聚焦》和《关节外科手术操作与技巧》两本专著,并参加了《骨科临床检查法》《骨科疾病临床诊疗思维》及《人工关节置换临床实践与思考》等十余本骨科临床专著的撰写工作。

译者名单

主　译

郭万首　中日友好医院

曾意荣　广州中医药大学第一附属医院

沈　彬　四川大学华西医院

副主译

王　飞　河北医科大学第三医院

曹光磊　首都医科大学宣武医院

郑连杰　大连医科大学附属第二医院

刘培来　山东大学齐鲁医院

译　者（按姓氏笔画排序）

王　飞　河北医科大学第三医院

王卫国　中日友好医院

卢江枫　河北医科大学第三医院

包显超　四川大学华西医院

冯文俊　广州中医药大学第一附属医院

刘宜文　萨斯卡彻温大学医学院（加拿大）

刘培来　山东大学齐鲁医院

刘朝晖　中日友好医院

齐新宇　广州中医药大学第一附属医院

安　帅　首都医科大学宣武医院

李　杰　广州中医药大学第一附属医院

沈　彬　四川大学华西医院

张　蒙　山东大学齐鲁医院

张启栋　中日友好医院

陈锦伦　广州中医药大学第一附属医院

郑连杰　大连医科大学附属第二医院

郭万首　中日友好医院

晋陶然　中国康复研究中心北京博爱医院

曹光磊　首都医科大学宣武医院

程立明　中日友好医院

曾　羿　四川大学华西医院

曾意荣　广州中医药大学第一附属医院

编者名单

Andrew A. Amis Department of Mechanical Engineering and Department of Surgery and Cancer, Imperial College London, London, UK

Jean-Noel Argenson Service de Chirurgie Orthopédique, Hôpital Sainte-Marguerite, Marseille, France

Jean-Manuel Aubaniac Service de Chirurgie Orthopédique, Hôpital Sainte-Marguerite, Marseille, France

David S. Barrett Trauma and Orthopaedics, Southampton General Hospital, Southampton, UK

Norberto Confalonieri Orthopedic, Traumatology and Hand Surgery Department, CTO Hospital, Milan, Italy

Michele Corbella Galeazzi Orthopedic Institute, Milan, Italy

Christopher A. F. Dodd Nuffield Department of Orthopaedics, Rheumatology and Musculoskeletal Sciences (NDORMS), University of Oxford, Nuffield Orthopaedic Centre, Headington, Oxford, UK

Jean Yves Jenny Hôpitaux Universitaires de Strasbourg, Centre de Chirurgie Orthopédique et de la Main, Illkirch, France

Alfonso Manzotti 1ˢᵗ Orthopedic Department, CTO Hospital, Milan, Italy

Anthony Miniaci Orthopedic Surgery, Cleveland Clinic Sports Health Center, Ohio, USA

David W. Murray Nuffield Department of Orthopaedics, Rheumatology and Musculoskeletal Sciences (NDORMS), University of Oxford, Nuffield Orthopaedic Centre, Headington, Oxford, UK

John Newman Litfield House Medical Centre, Bristol, UK

Matthieu Ollivier Service de Chirurgie Orthopédique, Hôpital Sainte-Marguerite, Marseille, France

Hermant G. Pandit Nuffield Department of Orthopaedics, Rheumatology and Musculoskeletal Sciences (NDORMS), University of Oxford, Nuffield Orthopaedic Centre, Headington, Oxford, UK

Sebastien Parratte Service de Chirurgie Orthopédique, Hôpital Sainte-Marguerite, Marseille, France

Lindsay Rolston Henry County Center for Orthopedic Surgery & Sports Medicine, New Castle, IN, USA

Sergio Romagnoli Galeazzi Orthopedic Institute, Milan, Italy

Dominique Saragaglia Clinique Universitaire de Chirurgie Orthopédique et de Traumatologie du Sport de l'Hôpital Sud de Grenoble, Échirolles, Cedex, France

Emmanuel Thienpont Department of Orthopedic Surgery, University Hospital Saint Luc, Brussels, Belgium

Francesco Verde Galeazzi Orthopedic Institute, Milan, Italy

Sam K. Yasen Trauma and Orthopaedics, Southampton General Hospital, Southampton, UK

Sara Zacchetti Galeazzi Orthopedic Institute, Milan, Italy

中文版序

  微创是现代外科领域的热点和趋势,在人工关节置换领域也备受青睐。部分膝关节置换使用小假体解决膝关节特定的疾病,具有创伤小、恢复快的优势,符合微创理念。部分关节置换虽然是膝关节微创置换手术,但是与全膝关节置换有很多不同,发展起步相对较晚,手术技术要求高、难度大。因此,在国内仅部分大医院、关节中心开展此类技术,迄今部分关节置换尚未像全膝关节置换那样普及。近年来,随着这项技术临床优势及良好结果的不断报道,国内医生对此的关注度越来越高,并开始尝试。无疑,《小假体在膝关节置换中的应用》一书的问世,对部分膝关节置换手术初探者可谓雪中送炭,对渴求获得部分膝关节置换技术指导的医生来说,也是一位"良师益友"。

  《小假体在膝关节置换中的应用》一书,从独特的视角阐述了部分关节置换的相关知识,尤其是对相关热点、难点问题进行了详细的解析。从患者选择、假体设计,到手术技术、并发症处理,每一部分讲解都图文并茂,深入浅出,通俗易懂,让每一位读者更易于理解部分关节置换的基础理论与临床技术。掌握这些知识,能帮助医生把握微创部分膝关节置换的理念和精髓,更好地进行病例选择,更准确地进行手术操作,更恰当地进行围术期处理,进而手术效果将更理想,患者将更为受益。

  感谢郭万首、曾意荣、沈彬等教授在繁杂的工作之余将《小假体在膝关节置换中的应用》一书翻译出版,为国内膝关节微创置换领域的发展做了很好的工作。相信这本书将成为一部指导我国医生开展部分膝关节置换工作的、具有重要参考价值的工具书。

  真心希望本书让关注微创部分膝关节置换术的骨科医生们学有所获,让我国更多的膝关节疾病患者从微创手术中获益!

中华医学会骨科学分会

关节外科学组组长

2018 年 5 月

序

　　非常高兴能参与《小假体在膝关节置换中的应用》这本书的工作。这本书不像以往的出版物,将组合式关节置换局限于胫股关节或髌股关节这样单一的间室,而是依据退变性疾病导致的具体类型和具体损伤的部位提供关节置换的真正可行性。这使外科医生有机会重新思考被普遍接受的简单推论,那就是多间室的关节损伤病变是人工全膝关节置换(TKR)的"金标准"。自 1974 年起,尽管我和 Leonard Marmor 的观点经常遭到权威的攻击,但我们一直认为并倡导组合式关节置换是关节重建的最佳选择。或许值得一提的是著名手部外科医生 Vilain 教授的这句话:"每一种方式都有人写过,但是我们没有读过所有的内容,所以我们还可以继续出版同类专著。"比起以往有关膝关节重建中使用小假体的论述,这似乎显得更合理。确实,早在 1972 年 Leonard Marmor 就提出人工全膝关节置换的新理念,那就是膝骨关节炎患者同时置换胫股两个间室,但这个概念似乎要被遗忘了。他是一位伟大的思想家,他认为在 ACL、软组织和骨量保留技术方面,这个新概念比 TKR 更具有压倒性优势。这个新理念刚刚建立,他就开始考虑另外一个理念,那就是对侧间室是健康的就可以用单间室置换的方法来解决。

　　目前,在完成了大约 3000 例组合或单独的组合式膝关节置换之后,我们深信与那些 TKR 结果相比,组合式膝关节置换功能结果更好,翻修手术更简单,更容易正确安装。这种选择不应该再作为最终必然转换为 TKR 的临时选择。

　　在过去 40 年中,面对来自官方反对者的攻击,我们一直致力于捍卫这些小假体的使用。如果没有志同道合的欧洲外科医师的支持,这几乎不可能实现。我非常感谢以下人士的大力支持:马塞尔医学院的 J-M Aubaniac,J-N. Argenson;意大利骨科医学院的杰出代表 S. Romagnoli 和 N. Confalonieri;英国医学院从事活动衬垫的 J. Goodfellow 和他的学生们;以及 J. Newman,他是捍卫界面固定假体和活动衬垫最长时间的医师之一。

　　涓涓小溪汇成大河,所以我们希望这本参考书能使微创外科医师这样的涓涓小溪在和完全支持 TKR 的外科医师那样的洪流的较量中最终能正式地存活下来。事实证明,组合式的膝关节置换比 TKR 具有更好的本体感觉,能独立地重建膝关节的生理功能,使其行走时无须反向回滚。另一方面,必须承认它在技术上是一个比较困难的手术。尽管有便于手术的辅助工具和计算机辅助手术,但小假体在膝关节置换中的应用比 TKR 更依赖于外科医师。

事实胜于雄辩,然而,目前通过把辅助设备用到 TKR 的设备中来简化假体的安装,其目的就是用"半个 TKR"的概念来行表面置换或者行最少的截骨,这些理念都是相通的。这是一种商业行为,目的就是安抚刚刚开始用小假体重建膝关节的外科医生。这不符合尊重组合式膝关节置换的原则。

　　在开始独立安装这些小假体之前,医生必须作为学徒在专家团队中接受这类手术的培训。一份快餐或一盘适合你口味的菜,你更喜欢哪个?假体的选择和患者的体验都取决于你的选择。

哈特曼诊所

哈特曼膝研究所

Philippe Cartier

于法国塞纳河畔纳伊

前　言

　　最近几年,微创手术的理念已深入到整个骨科领域。患者流行病学特征发生了变化,如局限性的膝关节炎、年轻化、更大的活动量,这些变化是人们对微创手术治疗越来越感兴趣的主要动力。由于理论上可以减少失血、快速康复、降低经济成本,微创膝关节置换越来越多。然而,相对于传统手术入路,微创手术植入相同的假体时手术切口更小,因此是否适合微创手术应由手术医生和假体制造商共同决定。此处还提出一些新的更微创的手术入路,如经股四头肌保护入路、股内肌入路、股内侧肌下入路。这些入路可以更好地保护皮肤和股四头肌肌腱,但是可能会增加肌肉和神经损伤的风险,从而产生生物学矛盾。早在 20 世纪早期,意大利生物学先驱 Giulio Bizzozero 将组织和细胞分为 3 种类别：可再生组织,如上皮组织(皮肤)和内皮组织;稳定的组织,如间质组织(肌腱和韧带),在受伤后恢复得很好;"娇贵"的组织,如肌肉和神经,这些组织不应该被破坏,因为它们是"永久性"的组织。

　　我们认为,真正的微创手术不应该仅仅是切口更小,而是要注意保护所有的组织,同时使用新的工具和更小的植入物来保留关节的运动功能。因此,微创手术的新概念就是组织保护手术。

　　单间室膝关节置换术(UKR)和髌股关节置换术(PFR)是公认的治疗膝关节骨性关节炎的外科手术方法。此外,还有少数外科医生会尝试不同的小型植入物的联合使用,契合了真正的微创手术理念。

　　事实上,小假体和保留关节的生物力学可以代表关节重建外科的新进展,对特殊问题的处理方法突出了这一策略的迷人之处。此外,通过使用计算机辅助设备,外科医生能够通过该技术标准化,来完成一切高难度的手术。

　　根据疾病的严重程度选择不同的植入假体,这种"个性化的及时治疗"可能是未来最有趣的改进之一。

编　者

目　录

第1章

选择的理由

Norberto Confalonieri

尊敬的读者,在您阅读本书之前,我要首先向您介绍一下本书的概况。在当今骨科领域,从多角度探讨的骨关节炎、假体类型、微创、保留组织的术式、小型假体等"热门"话题,最终都被反复提及[1-4]。

因此,在写这本关于治疗膝关节退行性变的书籍时,考虑到其逻辑性,我们首先要梳理一下这些热点的顺序。针对哪些患者?涉及什么类型的关节炎?

在临床实践中,我们逐渐意识到患者群体出现了一些变化,例如:年轻化、更聪明、对疼痛更敏感、见识广、要求更高、常常有完整的前交叉韧带或重建的前交叉韧带(ACL)[2,3,5]。同样,我们这一代患者的关节炎特点也在改变:严重的原发性膝关节炎越来越少,单间室病变越来越多。在这部分患者中,有些病变可能源于运动损伤、半月板切除、胫骨平台或股骨髁骨折、截骨术,或者超时限过度使用(图 1.1)。

然而,几乎全世界 90% 的医生还在选择通过切除 ACL 甚至 PCL 的全膝关节置换术来治疗这部分患者[6-8]。在这些病例中,为了实现名义上的微创 (mini invasive surgery,MIS)操作,往往做皮肤小切口,而以严重损伤

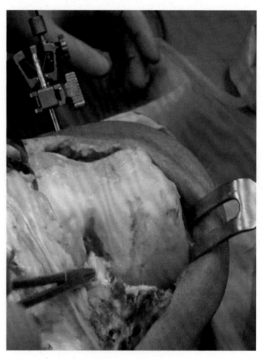

图 1.1 年轻患者,创伤后双间室关节炎,前交叉韧带完整。

皮下软组织为代价,即所谓的"钥匙孔"术[9-14]。

我们推荐一种完全不同的策略:组织保留术(tissue sparing surgery,TSS),其理念为,比起切口长度假体的尺寸更重要[15,16]。这种保留前后交叉韧带的单间室置换或双间室置换,均为重建的关节提供更好的生物力学支

点[17-19]。这种术式不仅胫骨、股骨截骨量小，保留旋转中心，切口小，而且不损害伸膝装置。毫无疑问，这才是真正的膝关节微创手术。但是，还有很多方面值得讨论，如适应证、手术技术和中期效果[20-24]。然而毫无疑问，近年来随着手术技术的进步、操作器械精准化、计算机辅助，单间室膝关节置换术（UKR）的经验越来越丰富[17,20-22,25,26]，短期疗效显著[18,27]，吸引了越来越多的同道对此术式的热切关注（图1.2）。

实际上，膝关节置换是从单髁置换和双髁置换开始的，因此 UKA 代表着"历史的回归"。但过去由于单髁器械不精确，适应证把握不好，因而疗效不确切，导致部分术者选择全膝假体置换，因为后者牺牲全部组织来获得平衡，手术技术相对简单[5-7]。

提醒大家注意的是，膝关节的3个间室解剖上是完全不同的，生物力学也不一样[31-34]。因此，膝关节重建手术不仅要考虑解剖结构，还需要全面考虑生物力学因素，包括肌肉力量和韧带的约束。然而，全膝关节置换（TKR）不是"生物学"关节置换，而是重建一个新的"人工"关节，具有完全不同的运动学特征[31,35,36]。尽管出现了新的、精致的假体设计（女性膝、单或双曲率半径、活动平台假体等），但是 TKR 牺牲了交叉韧带，改变了间室的正常解剖结构，并在绝大多数情况下假体都将患者内外侧髁置换成相同大小。另外，TKR 的疗效与截骨导向器的使用息息相关，因为缺乏达到软组织平衡的真实数据，即使使用导向器重建的下肢机械轴也可能出现明显的偏差，进而影响关节功能和假体寿命[5,37,38]。

从外科角度来讲，与全膝置换相比，间室重建手术（UKR，UKR+PFA，bi-UKR）才是微创手术：韧带形态不受破坏，不需要使

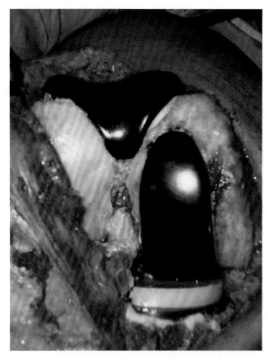

图 1.2　双间室重建：计算机辅助下内侧单间室及髌股关节置换。

用髓内工具，可以对关节炎畸形进行三维矫正[15,39]。更重要的是，它保留了骨量，即使失败，行传统的全膝关节置换翻修也很简单[40,41]。

另外，除了这些"外科手术"的优点，对患者来说它还有一些实用的优势[35,36,42,43]：

- 失血少，输血需求低，即使在同时植入双侧假体的情况下。
- 深静脉血栓和感染风险低。
- 可以在局麻下进行。
- 由于保留了 ACL，与 TKR 相比，降低了外侧间室的跷跷板样现象（lift-off）发生率。
- 全聚乙烯胫骨假体的使用降低了骨与假体之间的应力。
- 有不同大小和模型的间室假体可供选择，因此保留了膝关节的自然解剖和生物力学。

- 因为保留了 ACL,不存在聚乙烯后方磨损(边缘负荷),可以预防股骨髁后方半脱位。
- 保留关节本体感觉。
- 与 TKR 相比较,住院时间短、康复快、术后功能更好。

这些优势在特殊的患者更明显,如患者存在神经系统疾病(如帕金森病),若采用全膝关节置换可能恶化潜在疾病病情,而间室重建可以有效避免这些副作用(部分身体失用)的发生[44,45]。最后,值得注意的是,从经济角度来说,它可以节省医疗费用支出。

总之,我们必须指出,只有严格地把握手术适应证,使用严格的手术技术,才能获得好的效果。这两个因素将使患者在"正常"的关节生物力学中几乎完全恢复运动范围。

通过阅读本书,读者将会深入了解这些内容,同时可以更深入地了解到国际大师对 TSS 的观点。我们期望更多术者考虑使用间室置换,而不是单一的全膝置换来治疗膝关节骨关节炎。

（王卫国 译　郭万首 审）

参考文献

1. Choong PF, Dowsey MM (2011)Update in surgery for osteoarthritis of the knee. Int J Rheum Dis 14(2):167-74
2. Dieppe P, Lim K, Lohmander S (2011) Who should have knee joint replacement surgery for osteoarthritis? Int J Rheum Dis 14(2):175-80
3. Chapple CM, Nicholson H, Baxter GD, Abbott JH (2011) Patient characteristics that predict progression of knee osteoarthritis: a systematic review of prognostic studies. Arthritis Care Res (Hoboken) 63(8):1115-25
4. Pandit H, Aslam N, Pirpiris M, Jinnah R (2006)Total knee arthroplasty: the future. J Surg Orthop Adv 15(2):79-85
5. Archibeck MJ, White RE Jr (2006) What's new in adult reconstructive knee surgery. J Bone Joint Surg Am 88(7):1677-86
6. Pavone V, Boettner F, Fickert S, Sculco TP (2001). Total condylar knee arthoplasty: a long term follow-up. Clin Orthop 388:18-25
7. Dennis MG, Di Cesare PE (2003)Surgical management of the middle age arthritic knee. Bull Hosp Jt Dis 61(3-4):172-8
8. Pagnano MW, Clarke HD, Jacofsky DJ, Amendola A, Repicci JA (2005) Surgical treatment of the middle-aged patient with arthritic knees. Instr Course Lect 54:251-9
9. Berger RA, Sanders S, Gerlinger T, Della Valle C, Jacobs JJ, Rosenberg AG (2005) Outpatient total knee arthroplasty with a minimally invasive technique. J Arthroplasty 20 7(Suppl 3):33-8
10. Haas SB, Cook S, Beksac B (2004) Minimally invasive total knee replacement through a mini midvastus approach: a comparative study. Clin Orthop Relat Res 428:68-73
11. Laskin RS (2005) Minimally invasive total knee arthroplasty: the results justify its use. Clin Orthop Relat Res. Nov 440:54-9
12. Lonner JH (2006) Minimally invasive approaches to total knee arthroplasty: results. Am J Orthop 35 (7 Suppl):27-33
13. Berend KR, Lombardi AV Jr (2005) Avoiding the potential pitfalls of minimally invasive total knee surgery. Orthopedics 28(11):1326-30
14. Dalury DF, Dennis DA (2005) Mini-incision total knee arthroplasty can increase risk of component malalignment. Clin Orthop Rel Res 440:77-81
15. Confalonieri N, Manzotti A, Montironi F, Pullen C (2008) Tissue sparing surgery in knee reconstruction: unicompartmental (UKA), patellofemoral (PFA), UKA + PFA, bi-unicompartmental (Bi-UKA) arthroplasties. J Orthop Traumatol 9(3):171-7
16. Confalonieri N, Manzotti A, Pullen C (2007) Navigated shorter incision or smaller implant in knee arthritis? Clin Orthop Relat Res 463:63-7
17. Confalonieri N, Manzotti A (2005) Mini-invasive computer-assisted bi-unicompartimental knee replacement. Int J Med Robot 1(4):45-50
18. Confalonieri N, Manzotti A, Cerveri P, De Momi E (2009) Bi-unicompartmental versus total knee arthroplasty: a matched paired study with early clinical results. Arch Orthop Trauma Surg. Sep 129(9):1157-63
19. Heyse TJ, Khefacha A, Cartier P.Tria AJ Jr (2010) Bicompartmental arthroplasty of the knee. Instr Course Lect. 59:61-73 UKA in combination with PFR at average 12-year follow-up. Arch Orthop Trauma Surg 130(10):1227-30
20. O'Rourke MR, Gardner JJ, Callaghan JJ, Liu SS, Goetz DD, Vittetoe DA, Sullivan PM, Johnston RC (2005) The John Insall Award: unicompartmental knee replacement: a minimum twenty-one-year followup, end-result study. Clin Orthop Relat Res 440:27-37
21. Swienckowski JJ, Pennington DW (2004) Unicompartmental knee arthroplasty in patients sixty years of

age or younger. J Bone Joint Surg 86-A Suppl 1(Pt 2):131-42

22. Newman J, Pydisetty RV, Ackroyd C (2009) Unicompartmental or total knee replacement: the 15-year results of a prospective randomised controlled trial. J Bone Joint Surg Br 91(1):52-7

23. Heyse TJ, Khefacha A, Cartier P (2010) UKA in combination with PFR at average 12-year follow-up. Arch Orthop Trauma Surg 130(10):1227-30

24. Parratte S, Pauly V, Aubaniac JM, Argenson JN (2010) Survival of bicompartmental knee arthroplasty at 5 to 23 years. Clin Orthop Relat Res 468(1):64-72

25. Konyves A, Willis-Owen CA, Spriggins AJ (2010) The long-term benefit of computer-assisted surgical navigation in unicompartmental knee arthroplasty. J Orthop Surg Res 31 5:94

26. Jenny JY (2008) Navigated unicompartmental knee replacement. Sports Med Arthrosc 16(2):103-7

27. Rolston L, Siewert K (2009) Assessment of knee alignment after bicompartmental knee arthroplasty. J Arthroplasty 24(7):1111-4

28. Buechel FF, Pappas MJ (1984). New Jersey low contact stress knee replacement system. Ten-year evaluation of meniscal bearings. Orthop Clin North Am 20(2):147-77

29. Lewallen DG, Bryan RS, Peterson LF (1984). Polycentric total knee arthroplasty. A ten-year follow-up study. J Bone Joint Surg Am 66(8):1211-8

30. Cloutier JM, Sabouret P, Deghrar A (1999)Total knee arthroplasty with retention of both cruciate ligaments. A nine to eleven-year follow-up study. J Bone Joint Surg Am 81(5):697-702

31. Andriacchi TP, Andersson GB, Fermier RW, Stern D, Galante JO (1980) A study of lower-limb mechanics during stair-climbing. J Bone Joint Surg Am 62(5):749-57

32. Freeman MA, Pinskerova V (2005) The movement of the normal tibio-femoral joint. J Biomech 38(2):197-208

33. Martelli S, Pinskerova V (2002) The shapes of the tibial and femoral articular surfaces in relation to tibiofemoral movement. J Bone Joint Surg Br 84(4):607-13

34. Pinskerova V, Samuelson KM, Stammers J, Maruthainar K, Sosna A, Freeman MA (2009) The knee in full flexion: an anatomical study. J Bone Joint Surg Br 91(6):830-4

35. Banks SA, Frely BJ, Boniforti F, Reischmidt C, Romagnoli S (2005) Comparing in vivo kinematics of unicondylar and bi-unicondylar knee replacement. . Knee Surg Sports Traumatol Arthrosc 13:551-6

36. Fuchs S, Tibesku CO, Frisse D, Genkinger m, Laaß H, Rosenbaum D (2005) Clinical and functional of uni-and bicondylar sledge prostheses. Knee Surg Sports Traumatol Arthrosc 13:197-202

37. Fehring TK, Odum S, Griffin WL, Mason JB, Nadaud M (2001) Early failures in total knee arthroplasty. Clin Orthop Relat Res (392):315-8

38. Rand JA, Coventry MB (1988) The accuracy of femoral intramedullary guides in total knee arthroplasty. Clin Orthop 232:168-173

39. Zanasi S (2011)Innovations in total knee replacement: new trends in operative treatment and changes in peri-operative management. Eur Orthop Traumato 2(1-2):21-31

40. Springer BD, Scott RD, Thornhill TS (2006) Conversion of failed unicompartmental knee arthroplasty to TKA. Clin Orthop Relat Res 446:214-20

41. Châtain F, Richard A, Deschamps G, Chambat P, Neyret P (2004) Revision total knee arthroplasty after unicompartmental femorotibial prosthesis: 54 cases. Rev Chir Orthop Reparatrice Appar Mot 90(1):49-57

42. Weale AE, Halabi OA, Jones PW, White SH (2001) Perceptions of out-comes after unicompartmental and total knee replacements. Clin Orthop 382:143-153

43. Patil S, Colwell CW, Ezet KA, D'Lima DD (2005) Can normal knee kinematics be restored with unicompartmental knee replacement? J Bone Joint Surg 87A:332-338

44. Fast A, Mendelsohn E, Sosner J (1994) Total knee arthroplasty in Parkinson's disease. Arch Phys Med Rehabil 75(11):1269-70

45. Macaulay W, Geller JA, Brown AR, Cote LJ, Kiernan HA (2010) Total knee arthroplasty and Parkinson disease: enhancing outcomes and avoiding complications. J Am Acad Orthop Surg 18(11):687-94

第 2 章

双间室置换术：过去、现在和将来

Emmanuel Thienpont

2.1 引言

双间室性骨关节炎(OA)影响内侧胫股间室和髌股间室，这种病例称之为内侧间室–髌股间室(MPF)骨关节炎[1]。据报道，内侧间室或髌股间室的选择性表面置换是安全有效的[2,3]。如果关节炎限于膝关节的两个间室，并且没有明显的畸形，活动度良好且交叉韧带完整，其治疗值得讨论。因而这些患者适合双间室置换[4]。

双间室膝关节置换术(BKA)是一种表面置换手术，置换内侧胫股间室和髌股间室，而固有的膝关节的外侧间室被保留[5]。它是介于单间室置换术(UKA)和全膝置换术(TKA)之间的手术方式[6]。胫骨高位截骨和(或)胫骨结节移位、单间室置换术以及全膝置换术都是众所周知的可供选择的治疗双间室骨关节炎的手术方式[7-9]，但前两者因为不涉及髌股关节，所以要以髌股关节无痛为前提。TKA要牺牲正常的外侧间室，交叉韧带中至少一条或两条都被处理掉，因此会改变膝关节生物力学[1,10]。

BKA保留前交叉韧带和后交叉韧带，从而提高了关节的稳定性，减小了假体–骨界面剪切力，胫股关节运动学更倾向于生理性，而且本体感觉得以保留[5]。因此，在关节置换手术中，不仅要考虑恢复正常的运动，而且还需要考虑骨量的保存[6]。

今天，BKA可以通过两种理论上不同的股骨组件设计来实现：①组件相互独立，互不连接，独立安放；②单一的整体设计，髌股和胫股组件连在一起[5,11,12]。

2.2 过去

骨外科有循环演进的趋势，要从新的角度重新思考过去的想法。这种周期性模式往往是由技术或材料发展驱动的，使解决长期存在的问题成为可能。双间室置换术也是如此，它随着膝关节置换术的出现而出现。同样，采用分离组件的多间室置换术也有很长一段历史，开始于双–单间室置换术[13,14]。实际上，双间室置换术最初用于描述内侧和外侧胫股置换术，而不涉及髌股置换术。这些设计中有许多是铰链式或间置型，但在类风湿病患者中出现了很多病例的早期失败[15-17]。

基于本体组织尽量保留的观念，保留 TKA 前后交叉韧带以防止后内侧磨损的重要性已被纳入全髁假体的设计考量中[18,19]。最近当患者被问及最喜欢哪种假体时，患者仍然首选保留 ACL-PCL 的假体[20]。在导航辅助下，基于现代设计的双-单间室置换术获得了优良的结果[21-24]。

2.3 现在

膝关节 OA 通常以非对称的方式影响关节，无论男性还是女性，内侧间室都是最常受累[11,25]。膝关节 OA 分布的 3 个最常见的区域是内侧间室、髌股间室和内侧髌股间室重叠[26]。

尸体和影像学研究表明，正常年龄相关的膝关节软骨磨损的结构变化通常从内侧髁进展到髌股间室[27,28]。Bae 等根据不同区域的病变大小按从小到大确定了膝关节骨性关节炎软骨病变的 4 种主要类型（a~d）。a 型为相对较小的病变（每个区域的病变占 2%~3% 的面积），是最常见的（发生率为58%）。a 型又分 3 个亚型：a1 为所有区域均为小病变（面积的 1%）的"混合性小病变"；a2 为内侧股骨髁（MFC）小病变（面积的 6%~7%）；a3 为髌股沟（PFG）小病变。b 型为 MFC 的主要病变（面积的 23%），而在其他部位为小病变（面积<3%）（发生率为 23%）。c 型的主要病变在外侧股骨髁（面积的 19%）、MFC（面积的 10%）和 PFG（面积的 5%）。d 型主要病变的 PFG（面积的 15%），在 MFC 为小病变（面积的 6%），在 LFC 也是小病变（面积的 2%）。群体分析显示出 3 种不同类型的病变情况：MFC 退变，后部 LFC 退变，也包括 PFG 中部和 MFC 外侧面的较小病变；以及 PFG 退变伴有 MFC 外侧的小病变[29]。影像学研究发现，膝关节 OA，60% 为内侧，15% 为外侧，25% 为髌股 OA，与 60% 为 b 型、20% 为 c 型和 20% 为 d 型的类型分布相似[29,30]。

Arno 等使用 Weidow 分级标度视觉评估了 97 例内翻性 TKA 切除后骨骼中的软骨完整性。他们还分析了早期干预手术可能的禁忌证的手术报告。发现 61% 的患者其外侧间室软骨是完好的[31]。

牛津小组检查了 793 例 OA 接受内侧 UKA 治疗的 824 例膝关节的髌股关节（PFJ）。有 13% 出现滑车表面全厚层软骨缺损，髌骨的内侧面是 9%，外侧面是 4%。16% 的膝关节有某一部位的全厚层软骨缺损。作者得出结论，PFJ 内侧面的 OA 不是 UKA 的禁忌证，但是若存在外侧髌股关节退变，他们认为进行 UKA 需要谨慎[32,33]。Munk 等最近证实了这一观点，他们报道了一组单间室置换术的结果，存在髌骨外侧半脱位的患者效果不佳[34]。特别是存在膝关节屈曲挛缩和内翻畸形且伴有髌骨外移，是膝关节内侧 OA 患者髌股关节症状加重的因素[35]。

Davies 等研究了髌股关节 OA 的放射性流行病学资料，60 岁的后约 1/3 的受检者会出现髌股关节炎。对于髌股关节 OA 的检测，孤立的侧位 X 线检查效果较差，敏感性仅为 66%。而正确的评估需要进行轴位投照[30]。Chang 等发现，髌骨移位和倾斜与膝前疼痛有关，髌骨移位明显与从座椅上起立困难有关[36]。这与骨赘形成不同，它不一定影响功能或有相关的症状[37]。

2009 年，在德国进行了一项涉及单间室置换术指征的全国范围的匿名调查，

43.4% 的应答者认为，在伴有 PFJ 病变的情况下，双间室置换术是一个理想选择[38]。

尽管市场上有许多新式的、有时是迥然不同的膝关节假体设计，但是外科医生努力使这些移植物尽可能达到良好功能的追求仍未停歇，因此 TKA 的结果肯定不如我们所希望的那样完美。与同年龄和性别的人群相比，接受了 TKA 手术的患者仍然存在一定的功能缺陷，特别是在生物力学要求较高的活动方面。事实上，52% 的 TKA 患者陈述，在进行功能活动时有一定程度的功能限制[39]。Bourne 等发表了对 1703 例初次 TKA 患者的研究结果，其中 1/5 的 TKA 患者对结果不满意[40]。因此，特别年轻的、活动量大的、要求高的患者比较适合进行这种类型的表面置换手术。当具有良好功能的单间室关节置换术患者的另一个间室发生了骨关节炎时，也应该选择 TKA 手术[4]。

较小假体的置换手术被认为是真正的微创手术，因为这些手术对膝关节组织的破坏较少，特别符合年轻患者群体的需求。真正的微创手术的最终目标是：①避免脂肪栓塞；②使用较小的切口；③康复更快，痛苦更少；④缩短住院时间，快速恢复日常生活的正常活动；⑤改善活动范围；⑥减少对镇痛药的需求；⑦获得耐用、力线对位及功能良好的人工关节[23]。

2.4 运动学和本体感受功能

患者偏爱 ACL-PCL 保留型 TKA 作为 TKA 假体的首选，可能表明这些假体赋予的稳定性更好。此外，ACL-PCL 假体可以通过防止前方滑动和四头肌杠杆/力臂的缩短

来为伸膝装置提供良好的本体感受和更大的杠杆作用[10,20]。有关运动学保存的其他观点可以在文献中找到[4]。体内研究表明，相对正常的膝关节运动学不能通过单纯保留 PCL 来实现，因为在膝关节屈曲过程中，股骨后髁的后滚没有发生，或者即便有的话，也是无规律的[41]。另一项体内研究表明，两条交叉韧带的保留是 TKA 术后膝关节深度屈曲活动时消除矛盾性前移活动的唯一途径[42]。根据 Komistek 等的观点，ACL 和 PCL 的保留在正常行走期间能恢复正常的轴向旋转[43]。体内运动学已经证明，与原有自体膝关节相比，在双-单髁膝关节置换术中保留两条交叉韧带能够维持正常膝关节运动学和稳定性的几个基本特征[44,45]。

在步态研究中，只有保留两条交叉韧带的膝关节才能使患者在上、下楼梯时有正常的屈曲功能[46]。Wang 等对 BKA 患者术后 1 年进行了步态运动学分析。观察到的等速膝关节伸肌强度比对照组的正常肢体更小。在伸膝装置起步阶段的力矩方面，BKA 与对照肢体之间没有差异；然而，BKA 肢体的最大膝伸肌强度仍然低于对照组。在 BKA 和对照组之间没有观察到膝关节内收角和力矩峰值有何差异，表明在行走过程中 BKA 在膝关节额状面有良好的力学功能。最后，BKA 组水平行走状况良好，与正常侧肢体比较，有相似的行走速度及相似的关节和步态运动学[25]。

Wunschel 等分析了不同类型的关节置换术后的运动学。在 TKA 患者，观察到膝关节屈曲时仅有轻微的内旋。在 BKA 术后胫骨旋转没有发生改变，这一事实说明完整 ACL 的重要性，进而得出在模拟负重屈膝期间，ACL 不影响胫骨旋转的假设。然而，由于

BKA 扁平的胫骨平台不能补偿去除的 ACL，ACL 切除后胫骨会出现明显的前移活动[5]。更好的功能结果归因于 ACL 及其机械感受器的保存[47]。与年龄匹配的正常对照组相比，TKA 患者具有较差的本体感受[48-50]，但与年龄匹配的 OA 对照组相比，本体感受能力更好[51]。

Laidlaw 等发现，与 PCL 保留关节置换相比，双间室置换患者的侧位 X 线片显示的后滚活动更好[52]。

使用连体的滑车–MFC 股骨假体进行表面置换有一定挑战性。假体的内翻–外翻力线是通过参考假体滑车部件外侧过渡边缘与外侧股骨髁的位置关系来确定的。过渡区域的位置取决于切骨模块的旋转方向、股骨切骨深度和股骨远端切骨的外翻方向[4,53]。旋转对位的依据是 Whiteside 线。股骨远端切骨深度设定为 9 mm[53]。鉴于冠状排列的变异性和远端股骨的形态，假体植入的力线应该有相应的变化，以确保滑车假体的侧边缘与外侧股骨髁平齐[54]。该组件的定位仍然具有挑战性，因为即使使用患者个性化的定位器（PSI），仍然有 20% 的概率发生旋转对位不良[55]。

在组合式双间室置换中，滑车部件的过渡边缘与 UKA 的股骨部件的近端之间的间隙的大小可有变化。根据股骨远端的形状和尺寸，距离可以短至 1 mm 或长达 15 mm。单独表面置换不存在过渡性间隙的问题，只要假体放置适当，即平齐或略微嵌入关节软骨 1 mm。移植物突出可能是技术错误或移植物设计的问题[56]。

Banks 等检查了 117 例膝置换术后 CT 扫描的形态，发现髁突和滑车弧中心之间的前后（AP）和近远端（PD）关系是高度可变

的。AP 股骨大小与从髁突到髌股（PF）弧中心 AP 距离之间，或内外侧（ML）股骨尺寸与从髁到 PF 弧中心的 AP 距离之间没有明显的相关性。其回归标准误差至少为 4.5 mm。AP 和 ML 股骨尺寸以及从髁到 PF 弧中心的 PD 距离之间有统计学相关性，但标准误差也至少为 4 mm。这些数据表明，股骨髁和髌骨滑车之间的几何关系是高度可变的，组合式假体部件可能是更好的选择[57]。

2.5 功能结果

组织保留手术的临床观点来自 UKA 患者比 TKA 患者具有更加优异的功能表现[58,59]。据报道，UKA 患者的功能结果更好，恢复正常功能活动的可能性更高[3]。经历 UKA 的患者也更有可能恢复一些低冲击性的运动[60]。双侧 TKA 的患者保留其前、后交叉韧带的一侧假体优于后稳定假体或 PCL 保留假体[10,20]。

对于组合式 BKA 设计，Argenson 等报道了一个系列 183 例髌股关节置换术（PFA），其中 104 例在 1972 年至 1990 年期间联合进行了 UKA，总体结果的满意率为 84%，但接受 PFA-UKA 的亚组与总体临床疗效没有差别[61]。

Cartier 等报道了一个病例系列 72 例 PFA，其中 36 例（30 例内侧，6 例外侧）与 UKA 联合进行。虽然总体结果为 85% 优或良，但数据并没有具体说明双间室置换术的结果[62]。

Paratte 等报道了一组至少随访 5 年（平均随访 12 年；范围为 5~23 年）的结果，膝关节学会（KS）评分和功能评分分别从 42±8

（范围为 17~59）提高到 88±2（范围为 58~100）、从 35±9（范围为 10~57）79±15（范围为 58~100）。平均屈曲度从术前的 118°±9°（范围为 100°~150°）改善至末次随访时的 134°±6°（范围为 120°~153°）[6]。

Heyse 等报道，对通过 Cartier 方法进行的组合式 BKA 手术的患者，平均随访了 11.8±5.4 年（范围为 4~17 年），KS 评分从术前 68.8±26.2 提高至 175.5±22.9，功能评分从 30.0±8.9 升至 82.8±17.5。其他结果为：WOMAC 18.3±8.6，平均疼痛评分 3.2±4.1，僵硬评分 2.4±2.6。活动度（ROM）从 107°±12.1°提高到 121.1°±14.3°。在临床分析和评估中，没有患者报道行走不稳定。从坐姿起立时，有 3 例患者主诉轻度疼痛。没有患者描述手术关节肿胀。只有 1 例患者报道髌骨偶然疼痛。6 例患者存在下蹲和跪姿困难[1]。

最后，Lonner 等在机器人手臂辅助下连续进行了 12 例组合式双间室置换术的病例系列研究，平均膝关节 ROM 从术前的 100°显著改善到 126°。WOMAC 评分和 KS 评分的改善也具有统计学意义[4]。

对于连体的滑车-MFC 股骨假体，其临床结果不太令人满意。Palumbo 等报道的平均膝关节学会功能评分为 65.4（范围为 30~100）。36 例膝中有 11 例膝（31%）获得了优秀结果（80~100 分），6 例膝（17%）效果良好（70~79 分），5 例膝（14%）效果一般（60~69 分），14 例膝（39%）效果不佳。平均 WOMAC 评分为 75.8（范围为 50~97），与同期 TKA 的 WOMAC 评分相比效果较差。在最终的随访期，平均 ROM 从 113°（范围为 87°~130°）提高至 120°（范围为 110°~135°）。术后平均疼痛评分从 8.7（范围为 5~10）改善到 4.0（范围为 0~8）。Deuce BKA 术后只有 19% 的无痛膝。16 例患者（44%）对手术表示完全满意，9 例（25%）部分满意，11 例（31%）表示不满意。19 例患者（53%）表示不会再做这种手术[54]。

Morrison 等比较了 21 例 Journey-Deuce 双-间室假体置换（BKA）和 33 例 TKA 膝的功能评分。依据 SF-12 评分和 WOMAC 疼痛及功能评分，术后 3 个月，两组队列研究均有显著改善。BKA 队列能在术后 3 个月时实现 WOMAC 僵硬度评分的显著改善，而 TKA 队列，直到术后 1 年才有这种结果。TKA 队列在 3 个月时 SF-12 精神状态评分有显著改善，而 BKA 队列，即使在 2 年随访终止时，也没有达到这一结果。在随访中比较两组患者时，BKA 组在 3 个月时具有显著改善的 WOMAC 疼痛和功能评分。术后 1 年或 2 年时 SF-12 或 WOMAC 分数差异无统计学意义。尽管 TKA 队列中的术前屈曲度较小，但两组患者的术后 ROM 相同。因此，根据这些发现，BKA 和 TKA 虽然都有术后早期疼痛减轻，功能改善，但 BKA 改善的程度更大。这些优于 TKA 的优点不会持续到术后 1 年；当调整年龄、性别、BMI 和基线状态后，BKA 提供的早期术后优势是微小的。在术后早期，BKA 患者僵硬度改善更快更明显[63]。

2.6 放射学结果

据报道，有 95% 的 BKA 患者达到了机械轴恢复到胫骨平台的中心[64]。

Palumbo 等注意到，在所有的 Deuce 病例中，没有观察到髌骨或股骨组件的透亮线。22 例膝（61%）观察到胫骨-骨水泥界面进展性放射透亮线。17 例(47%)胫骨托显示Ⅰ级放射性透亮线,5 例(14%)显示Ⅱ级放射性透亮线。透亮线的发生率和位置与以前报道的单间室假体一致。因此还不清楚,这是否意味着假体松动。作者推测,胫骨基底骨-水泥界面的应力增加所致的微动,导致纤维软骨区不稳定,随后出现膝痛的高发率和较差的临床结果,甚至引起胫骨底托的断裂[54]。

在 Heyse 等的病例组中,2 例患者的胫骨假体部件出现了不随时间进展的放射透亮线(<1 mm)。有 1 例活跃、爱运动的男性患者,非骨水泥假体的胫骨固定螺钉周围有骨溶解。在 1 例患者中发现股骨假体部件有放射透亮线。两例裱贴式(onlay)髌骨假体显示透亮线,1 例在外侧边有聚乙烯磨损。5 例嵌入式(inlay)胫骨聚乙烯显示磨损迹象[1]。

Paratte 等发现,在胫骨-骨水泥界面发现 25 例膝(15.5%)有放射透亮线(<1mm),在随访 5 年后无任何进展迹象。没有观察到股骨侧的放射透亮线。胫骨假体的平均 AP 轴在内侧为 89°±3°(范围为 85°~90°)。平均胫骨后倾为 3°±4°(范围为 0°~8°)。平均股骨 AP 轴为 92°±7°(范围为 86°~94°)[6]。

在一组 12 例由机器人辅助完成的双间室置换术的短期随访中,Lonner 等没有发现松动、聚乙烯磨损或进展性外侧间室退变性关节炎的证据[4]。

2.7 并发症

应用连体的滑车-MFC 股骨假体的患者更可能出现早期并发症,特别是需要进行关节翻修术的持续性疼痛[54]。Morrison 等报道了 1 例麻醉下的手法处理,2 例存在髌骨问题(一例半脱位,一例下髌骨骨折)。他们得出结论,BKA 的患者更容易出现早期并发症,特别是需要进行关节翻修术的持续性疼痛。总体并发症发生率为 28.6%,TKA 组为 6.1%(P=0.045;比值为 6.2)。根据作者的观点,这些翻修可能与患者选择不佳有关[63]。

Heyse 等报道了两例膝在术后 3 周内由于关节僵硬进行了手法处理。作者不清楚这是否与使用的假体类型有关[1]。

2.8 翻修术

双间室置换可以被认为是一种骨量保存性手术。使用标准 TKA 假体的股骨和胫骨截除的总骨量比使用裱贴式双间室假体去除的骨量多 3.5 倍,比使用嵌入式双间室假体(MAKO 上的数据)去除的骨量多 4 倍。在所有发表的关于 BKA 翻修术的论文中,都是使用初次 TKA 来翻修失败的 BKA[6,54,63]。

对于组合式股骨假体,Heyse 等报道的一组平均 64±5 岁的病例中,平均随访 11.8±5.4(4~17)年,没有翻修病例[1]。

Paratte 等公布了 BKA 的翻修结果:28 例膝中的 27 例膝因无菌松动而翻修。20 例膝有局限性髌股关节假体松动(15 例为非骨水泥型,5 例为骨水泥型),7 例膝有聚乙烯磨损相关的胫骨平台松动。内侧 UKA/PFA 组的相对较高的翻修率可能是由于使用了早期第一代假体所致。作者得出结论,通过器械和手术技术的改进,以及更好的聚乙烯和当代假体的设计,可以获得更好的结果。在这一组中,27 例失败中有 20 例与非骨水泥髌股假体的无菌性松动有关。

骨量得以保留，一般认为比 TKA 术后的翻修更容易。所有的翻修术都采用常规的后稳定 TKA 方式[6]。

由于胫骨近端前内侧持续疼痛，Palumbo 等将 36 例接受 Journey-Deuce 假体置换的患者中的 5 例膝（14%）翻修为 TKA。平均翻修时间为 19 个月（范围为 15~26 个月）。所有翻修术都使用初次、骨水泥型 TKA 假体进行。手术中发现，所有的胫骨底托总体较松，容易去除。在 1 例患者发现底托在其中心、两个桩之间的位置横向断裂[54]。

由于术后 1 年的持续性疼痛，Morrison 等将 21 例接受 Journey-Deuce BKA 假体置换术中的 3 例翻修为 TKA，并发现在术后 2 年随访期翻修率有显著增加的趋势（$P=0.054$）[63]。

2.9 第三间室病变的进展

单间室表面置换术长期失败的原因之一是，在非置换间室发生关节炎或关节炎的进展。

Khan 等发现，7%（2/30）的 UKA 患者在术后 10 年内出现了髌股关节关节炎。在 Berger 等的系列病例中，10 年内 1.6% 的手术侧膝关节出现了髌股关节关节炎，15 年内出现髌股关节关节炎的概率为 10%[65]。

Cartier 等发现，10%（8/79）的 PFA 患者平均随访 10 年后出现了胫股关节关节炎[66]。Nicol 等报道，在平均 55 个月（14~95 个月）的随访期，103 例 PFA 中的 12% 因为症状性胫股关节关节炎做了 TKA 的翻修[67]。Kooijman 等注意到，在平均 15.6 年（10~21 年）的随访期间，有 21%（12/56）

PFA 需要做附加手术来解决进展性胫股关节关节炎的问题[68]。Argenson 等报道，在平均 7.3 年（1~12 年）的随访期内，由于痛性进展性胫股关节骨关节炎，有 25% 的 PFA 被翻修为 TKA[69]。

根据 Paratte 的报道，17 年随访期间，77 例膝中有 6 膝出现了外侧间室局灶性、无症状性病变。这种 OA 进展的低发生率与适当的术前筛查有关。使用诸如 T2 绘图等现代精密检测工具对软骨状态的定量评估可能有助于优化患者选择[6]。Heyse 等发表了 9 例膝的结果，其中 5 例显示为外侧胫股间室退行性变。根据 Kellgren 分级（0~4）进行分类，2 例膝为 Kellgren 1 级，2 例膝为 Kellgren 2 级，1 例为 Kellgren 4 级。但是，这些患者并没有诉疼痛，且到报道发布时也没有患者提出治疗的诉求[1]。Lonner 等发现，短期随访中无一例外侧间室退变[4]。

2.10 生存率

在双间室和三间室膝关节置换术中保留前交叉韧带对生存率可能是有利的[18,70]。以翻修、放射性松动及疾病进展为生存终点，双间室置换 17 年的生存率为 54%（95% CI，0.47~0.61）[6]。作者认为，此结果差于 TKA，但却确定了这一结果的几个风险因素，如假体的设计、患者选择、缺乏操作器械和假体的对线对位不良等[6]。

Heyse 等报道了 8 例女性的 9 个膝关节和 1 位男性的 BKA 结果，手术时的平均年龄为 64±5 岁，术后平均随访 11.8±5.4（4~17）年，假体生存率为 100%[1]。

Confalonieri 等简要报道了 12 例使用计

算机辅助技术的 BKA 结果,在 2 年随访中没有失败的病例[23]。

Morrison 等发现,单块股骨假体置换术后 2 年随访期间翻修率升高 ($P=0.054$),这个趋势接近有统计学意义[63]。

2.11 将来

尽可能保留软组织和维持原生结构的外科基本原则是许多外科医生的追求。困难之处往往在于如何评估所保留的间室以避免早期软骨退变而导致关节置换术失败,以及将假体各个部件安置在正确位置的更复杂的手术风险。

在将来,将有新技术帮助外科医生评估患者适应证并正确执行手术。其中一些新技术已经应用,但是一旦被主流骨外科医生使用,而不仅是在杰出的医学中心使用,势必会引起偏差。

计算机导航现在是许多膝关节外科医生的日常应用工具。近年来,计算机导航技术的优缺点得到广泛的讨论,就像联合的双-单间室置换术的价值被广泛讨论一样[21,24]。此外,可以在术前使用导航系统来分析膝关节力线和软组织平衡以及关节的稳定性,指导外科医生在冠状面和矢状面进行截骨[71-73]。然而,计算机导航在旋转对位方面的绝对价值尚未得到证实[74]。

近几年来,TKA 的患者个性化定位器 PSI 已经被应用[75-77]。最近,已经开发了几种用于单间室表面置换的操作器械。对冠状面和矢状面力线的精确控制以及对截骨时确保有更大的安全性,大大增加了该系统的价值。作为附加的功能,可供使用的整个关节

的 T2 软骨测绘,使外科医生在手术计划期间能评估每个间室中的软骨厚度。磨损通常在前内侧,包括胫骨和股骨表面的两侧软骨,尤其是在前部。靠后部的软骨磨损方式提示 ACL 缺损。对髌股关节和外侧面均可进行评估;如果观察到髌骨外侧部有较大的磨损,则适合行双间室置换术。在三间室病变的情况下,可以进行针对 PSI 辅助手术的 TKA 规划,而不需要借助新的软骨成像技术。

ConforMIS 基于相同的技术已经开发使用了患者匹配的假体。磁共振成像用于分析患者的解剖结构并设计 PSI 和假体。该系统的优点显然是患者定制的个性化关节表面的解剖置换[78]。

最后,机器人技术在优化膝关节选择性表面置换方面取得了巨大成功。目前的机器人系统可以被分类为自主的 (RoboDoc, Sacramento, CA)、远程操作控制 (da Vinci, Intuitive Surgical, Sunnyvale, CA) 或触敏性外科医生指导 (Acrobot Sculptor by Acrobot, London, UK, 和 MAKO TGS System, MAKO Surgical, Fort Lauderdale, FL)。

在外科医生辅助系统中,外科医生提供仪器运动所需的动力,而机器人在给定的解剖注册区域内制导仪器的位置和(或)方向。外科医生辅助的机器人系统提供虚拟切割引导器,用于制导截骨。这种能力能够进行精确的、雕刻式的、病变部位特异性的、自由塑形的截骨术,其中较少的骨骼被移除,与传统锯片的片状截除和切割夹具的段式切除术相比,可以尽可能保留更多的骨量[79-81]。触敏性机器人包括微创模块式膝关节置换术设计的系列方法。传统经典的假体设计可解被放弃,代之以更具解剖性和骨量保留的

方法[82]。

2.12 结论

在适当选择畸形不严重、交叉韧带完整和 ROM 良好的患者的情况下，组合式双间室置换术是治疗内侧间室–髌股关节 OA 的有效治疗方案。能够获得良好的功能结果和更佳的生物力学，具有较低的翻修率或疾病进展。目前为止，长期的结果表明选择该治疗方法需要谨慎，但这些早期的结果可能与操作器械和假体的摩擦学等问题有关。假体设计更新和操作器械改进能够改善这些结果。今天，对大多数膝关节外科医生来说，正在到来的新一代外科手术工具将改善个性化假体的定位，使得解剖性关节重建成为可能。

（程立明 译 郭万首 审）

参考文献

1. Heyse T, Khefacha A, Cartier P (2010) UKA in combination with PFR at average 12-year follow-up. Arch Orthop Trauma Surg 130:1227-1230
2. Lustig S, Magnussen RA, Dahm DL, Parker D (2012) Patellofemoral arthroplasty, where are we today? Knee Surg Sports Traumatol Arthrosc Epub Mar 10
3. Saccomanni B (2010) Unicompartmental knee arthroplasty: a review of literature. Clin Rheumatol 29:339-346
4. Lonner J (2009) Modular bicompartmental knee arthroplasty with robotic arm assistance. Am J Orthop (Belle Mead NJ) 38:28-31
5. Wünschel M, Lo J, Dilger T, Wülker N, Müller O (2011) Influence of bi-and tri-compartmental knee arthroplasty on the kinematics of the knee joint. BMC Musculoskeletal Disorders 12:29-35
6. Paratte S, Pauly V, Aubaniac JM, Argenson JN (2010) Survival of bicompartmental knee arthroplasty at 5 to 23 years. Clin Orthop Relat Res 468:64-72
7. Carr AJ, Robertsson O, Graves S, Price AJ, Arden NK, Judge A, Beard DJ (2012) Knee replacement. Lancet 379:1331-1340
8. Deschamps G, Chol C (2011) Fixed-bearing unicompartmental knee arthroplasty. Patients' selection and operative technique. Orthop Traumatol Surg Res 97:648-661
9. Gomoll AH (2011) High tibial osteotomy for the treatment of unicompartmental knee osteoarthritis: a review of the literature, indications, and technique. Phys Sportsmed 39:45-54
10. Pritchett JW (2004) Patient preferences in knee prostheses. J Bone Joint Surg Br 86:979-982
11. Rolston L, Bresch J, Engh G, Franz A, Kreuzer S, Nadaud M, Puri L, Wood D (2007) Bicompartmental knee arthroplasty: a bone-sparing, ligament-sparing, and minimally invasive alternative for active patients. Orthopedics 30:70-73
12. Zanasi S (2011) Innovations in total knee replacement: new trends in operative treatment and changes in peri-operative management. Eur Orthop Traumatol 2:21-31
13. Laskin RS. (1976) Modular total knee-replacement arthroplasty. A review of eighty-nine patients. J Bone Joint Surg Am 58:766-773
14. Stockley I, Douglas DL, Elson RA (1990) Bicondylar St. Georg sledge knee arthroplasty. Clin Orthop Relat Res. 255:228-234
15. Callahan CM, Drake BG, Heck DA, Dittus RS (1995) Patient outcomes following unicompartmental or bicompartmental knee arthroplasty. A meta-analysis. J Arthroplasty 10:141-150
16. Swanson AB, De Groot Swanson G, Powers T, Khalili MA, Maupin BK, Mayhew DE, Moss SH (1985) Unicompartmental and bicompartmental arthroplasty of the knee with a finned metal tibial-plateau implant. J Bone Joint Surg Am 67:1175-1182
17. Woodburn KR, Braidwood AS (1990) GUEPAR total knee prosthesis. J R Coll Surg Edinb 35: 56-60
18. Cloutier JM, Sabouret P, Deghrar A (1999) Total knee arthroplasty with retention of both cruciate ligaments. A nine to eleven-year follow-up study. J Bone Joint Surg Am 81:697-702
19. Lewis P, Rorabeck CH, Bourne RB, Devane P (1994) Posteromedial tibial polyethylene failure in total knee replacements. Clin Orthop 299:11-17
20. Pritchett JW (2011) Patients prefer a bicruciate-retaining or the medial pivot total knee prosthesis. J Arthroplasty 26:224-228
21. Confalonieri N, Manzotti A (2005) Mini-invasive computer-assisted bi-unicompartmental knee replacement. Int J Med Robot 1:45-50
22. Confalonieri N, Manzotti A, Pullen C (2007) Navigated shorter incision or smaller implant in knee arthritis? Clin Orthop Relat Res 463:63-67
23. Confalonieri N, Manzotti A, Montironi F, Pullen C (2008) Tissue sparing surgery in knee reconstruction: unicompartmental (UKA), patellofemoral (PFA), UKA+PFA, bi-unicompartmental (Bi-UKA) arthroplasties. J Of Orthopaedics and Traumatology 9:171-177
24. Confalonieri N, Manzotti A, Cerveri P, De Momi E (2009) Bi-unicompartmental versus total knee arthroplasty: a matched paired study with early clinical results. Arch Orthop Trauma Surg 129:1157-1163

25. Wang H, Dungan E, Frame J, Rolston L. (2009) Gait analysis after bicompartmental knee replacement. Clin Biomech 24:751-754

26. McAlindon TE, Cooper C, Kirwan JR, Dieppe PA (1992) Knee pain and disability in the community. Br J Rheumatol 31:189-192

27. Miller R, Kettelkamp DB, Laubenthal KN, Karagiorgos A, Smidt GL (1973) Quantitative correlations in degenerative arthritis of the knee. J Bone Joint Surg Am 55:956-962

28. Temple MM, Bae WC, Chen MQ (2007) Age-and site-associated biomechanical weakening of human articular cartilage of the femoral condyle. Osteoarthritis Cartilage 15:1042-1052

29. Bae WC, Payanal MM, Chen AC, Hsieh-Bonassera ND, Ballard BL, Lotz MK, Coutts RD, Bugbee WD, Sah RL (2010) Topographic patterns of cartilage lesions in knee osteoarthritis. Cartilage 1:10-19

30. Davies AP, Vince AS, Shepstone L, Donell ST, Glasgow MM (2002) The radiologic prevalence of patellofemoral osteoarthritis. Clin Orthop Relat Res 402:206-212

31. Arno S, Maffei D, Walker PS, Schwarzkopf R, Desai P, Steiner GC (2011) Retrospective analysis of total knee arthroplasty cases for visual, histological, and clinical eligibility of unicompartmental arthroplasties. J Arthroplasty 26:1396-1403

32. Beard DJ, Pandit H, Gill HS, Hollinghurst D, Dodd CA, Murray DW (2007) The influence of the presence and severity of pre-existing patellofemoral degenerative changes on the outcome of the Oxford medial unicompartimental knee replacement. J Bone Joint Surg 89:1597-1601

33. Beard DJ, Pandit H, Ostlere S, Jenkins C, Dodd CA, Murray DW (2007) Pre-operative clinical and radiological assessment of the patellofemoral joint in unicompartmental knee replacement and its influence on outcome. J Bone Joint Surg 89:1602-1607

34. Munk S, Odgaard A, Madsen F, Dalsgaard J, Jorn LP, Langhoff O, Jepsen CF, Hansen TB (2011) Preoperative lateral subluxation of the patella is a predictor of poor early outcome of Oxford III medial unicompartmental knee arthroplasty. Acta Orthop 82:582-588

35. Inaba Y, Numazaki S, Koshino T, Saito T (2003) Provoked anterior knee pain in medial osteoarthritis of the knee. Knee 10:351-355

36. Chang CB, Han I, Kim SJ, Seong SC, Kim TK (2007) Association between radiological findings and symptoms at the patellofemoral joint in advanced knee osteoarthritis. J Bone Joint Surg Br 89:1324-1328

37. Han I, Chang CB, Choi JA, Kang YG, Seong SC, Kim TK (2007) Is the degree of osteophyte formation associated with the symptoms and functions in the patellofemoral joint in patients undergoing total knee arthroplasty? Knee Surg Sports Traumatol Arthrosc 15:372-377

38. Köck FX, Weingärtner D, Beckmann J, Anders S, Schaumburger J, Grifka J, Lüring C (2011) Operative treatment of the unicompartmental knee arthritis-results of a nationwide survey in 2008. Z Orthop Unfall 149:153-159

39. Noble PC, Conditt MA, Cook KF, Mathis KB (2010) The John Insall Award: Patient expectations affect satisfaction with total knee arthroplasty: who is satisfied and who is not? Clin Orthop Relat Res 468:57-63

40. Bourne RB, Chesworth BM, Davis AM, Mahomed NN, Charron KD (2010) Patient satisfaction afer total knee arthroplasty: who is satisfied and who is not? Clin Orthop Relat Res 468:57-63

41. Dennis DA, Komistek RD, Colwell CE Jr, Ranawat CS, Scott RD, Thornhill TS, Lapp MA (1998) In vivo anteroposterior femorotibial translation of total knee arthroplasty: a multicenter analysis. Clin Orthop 356:47-57

42. Stiehl JB, Komistek RD, Cloutier JM, Dennis DA (2000) The cruciate ligaments in total knee arthroplasty: a kinematic analysis of 2 total knee arthroplasties. J Arthroplasty 15:545-550

43. Komistek RD, Allain J, Anderson DT, Dennis DA, Goutallier D (2002) In vivo kinematics for subjects with and without an anterior cruciate ligament. Clin Orthop Relat Res 404:315-325

44. Banks SA, Fregly BJ, Boniforti F, Reinschmidt C, Romagnoli S (2005) Comparing in vivo kinematics of unicondylar and bi-unicondylar knee replacements. Knee Surg Sports Traumatol Arthrosc 13:551-556

45. Lo J, Müller O, Dilger T, Wülker N, Wünschel M (2011) Translational and rotational knee joint stability in anterior and posterior cruciate-retaining knee arthroplasty Knee 18:491-495

46. Andriacchi TP, Galante JO, Fermier RW (1982) The influence of total knee-replacement design on walking and stair-climbing. J Bone Joint Surg Am 64:1328-1335

47. Hogervorst T, Brand RA (1998) Mechanoreceptors in joint function. J Bone Joint Surg Am 80:1365-1378

48. Barrack RL, Skinner HB, Cook SD, Haddad RJ Jr (1983) Effect of articular disease and total knee arthroplasty on knee joint-position sense. J Neurophysiol 50:684-687

49. Fuchs S, Thorwesten L, Niewerth S (1999) Proprioceptive function in knees with and without total knee arthroplasty. Am J Phys Med Rehabil 78:39-45

50. Skinner HB, Barrack RL, Cook SD, Haddad RJ Jr (1984) Joint position sense in total knee arthroplasty. J Orthop Res 1:276-283

51. Barrett DS, Cobb AG, Bentley G (1991) Joint proprioception in normal, osteoarthritic and replaced knees. J Bone Joint Surg Br 73:53-56

52. Laidlaw MS, Rolston LR, Bozic KJ, Ries MD (2010) Assessment of tibiofemoral position in total knee arthroplasty using the active flexion lateral radiograph. Knee 17:38-42

53. Engh G (2007) A bi-compartmental solution: what the Deuce? Orthopedics 30:770

54. Palumbo BT, Henderson ER, Edwards PK, Burris RB, Gutierrez S, Raterman SJ (2011) Initial experience of the Journey-Deuce bicompartmental knee prosthesis. J Arthroplasty 26:40-45

55. Tibesku CO, Innocenti B, Wong P, Salehi A, Labey L (2011) Can CT-based patient-matched instrumentation achieve consistent rotational alignment in knee arthroplasty? Archives of Orthopaedic and Trauma Surgery 132:171-177

56. Lonner JH (2008) Patellofemoral arthroplasty: the impact of design on outcomes. Orthop Clin North Am 39:347-354

57. Banks SA, Abbasi A, Van Vorhis RL, Chen R, Otto J, Conditt MA (2010) Morphology of the distal femur for bicompartmental arthroplasty. AAOS Annual Meeting Podium Presentation, New Orleans, USA

58. McAllister CM (2008) The role of unicompartmental knee arthroplasy versus total knee arthroplasty in providing maximal performance and satisfaction J Knee Surg 21:286-292

59. Willis-Owen C, Brust K, Alsop H, Miraldo M, Cobb JP (2009) Unicondylar knee arthroplasty in the UK National Health Service: An analysis of candidacy, outcome and cost efficiency. The Knee 16:473-478

60. Hopper G, Leach W (2008) Participation in sporting activities following knee replacement: total versus unicompartmental. Knee Surg Sports Traumatol Arthrosc 16:973-979

61. Argenson JN, Guillaume JM, Aubaniac JM (1995) Is there a place for patellofemoral arthroplasty? Clin Orthop 321:162-167

62. Cartier P, Sanouiller JL, Greisamer R (1990) Patellofemoral arthroplasty: 2-12 year follow-up study. J Arthroplasty 5:49-55

63. Morrison TA, Nyce JD, Macaulay WB, Geller JA (2011) Early adverse results with bicompartmental knee arthroplasty: a prospective cohort comparison to total knee arthroplasty. J Arthroplasty 26:35-39

64. Rolston L, Siewert K (2009) Assessment of knee alignment after bicompartmental knee arthroplasty. J Arthroplasty 24:1111-1114

65. Khan OH, Davies H, Newman JH, Weale AE (2004) Radiological changes ten years after St. Georg Sled unicompartmental knee replacement. Knee 11:403-407

66. Cartier P, Sanouiller JL, Khefacha A (2005) Long-term results with a first patellofemoral prosthesis. Clin Orthop 436:47-54

67. Nicol SG, Loveridge JM, Weale AE, Ackroyd CE, Newman JH (2006) Arthritis progression after patellofemoral joint replacement. Knee 13:290-295

68. Kooijman HJ, Driessen AP, van Horn JR (2003) Long-term results of patellofemoral arthroplasty. A report of 56 arthroplasties with 17 years of follow-up. J Bone Joint Surg Br 85:836-840

69. Argenson JN, Flecher X, Paratte S, Aubaniac JM (2005) Patellofemoral arthroplasty: an update. Clin Orthop 440:50-53

70. Goodfellow JW, O'Connor J (1986) Clinical results of the Oxford Knee: surface arthroplasty of the tibiofemoral joint with a meniscal bearing prosthesis. Clin Orthop Relat Res 205:21-42

71. Casino D, Martelli S, Zaffagnini S, Lopomo N, Iacono F, Bignozzi S, Visani A, Marcacci M (2009) Knee stability before and after total and unicondylar knee replacement: in vivo kinematic evaluation utilizing navigation. J Orthop Res 27:202-207

72. Casino D, Zaffagnini S, Martelli S, Lopomo N, Bignozzi S, Iacono F, Russo A, Marcacci M (2009) Intraoperative evaluation of total knee replacement: kinematic assessment with a navigation system. Knee Surg Sports Traumatol Arthrosc 17:369-373

73. Massin P, Boyer P, Hajage D, Kilian P, Tubach F (2010) Intra-operative navigation of knee kinematics and the influence of osteoarthritis. Knee 18:259-264

74. van der Linden-van der Zwaag HM, Bos J, van der Heide HJ, Nelissen RG (2011) A computed tomography based study on rotational alignment accuracy of the femoral component in total knee arthroplasty using computer-assisted orthopaedic surgery. Int Orthop 35:845-850

75. Mayer SW, Hug KT, Hansen BJ, Bolognesi MP (2012) Total Knee Arthroplasty in Osteopetrosis Using Patient-Specific Instrumentation. J Arthroplasty Epub Jan 26

76. Ng VY, DeClaire JH, Berend KR, Gulick BC, Lombardi AV Jr (2012) Improved accuracy of alignment with patient-specific positioning guides compared with manual instrumentation in TKA. Clin Orthop Relat Res 470:99-107

77. Nunley RM, Ellison BS, Zhu J, Ruh EL, Howell SM, Barrack RL (2012) Do patient-specific guides improve coronal alignment in total knee arthroplasty? Clin Orthop Relat Res 470:895-902

78. Fitz W (2009) Unicompartmental knee arthroplasty with use of novel patient-specific resurfacing implants and personalized jigs. J Bone Joint Surg Am 91 Suppl 1:69-76

79. Banks SA (2009) Haptic robotics enable a systems approach to design of a minimally invasive modular knee arthroplasty. Am J Orthop (Belle Mead NJ) 38:23-27

80. Dunbar NJ, Roche MW, Park BH, Branch SH, Conditt MA, Banks SA (2012) Accuracy of dynamic tactile-guided unicompartmental knee arthroplasty. J Arthroplasty 27:803-808

81. Lang JE, Mannava S, Floyd AJ, Goddard MS, Smith BP, Mofidi A, Seyler TM, Jinnah RH (2011) Robotic systems in orthopaedic surgery. J Bone Joint Surg Br 93:1296-1299

82. Cobb J, Henckel J, Gomes P, Harris S, Jakopec M, Rodriguez F, Barrett A, Davies B (2006) Hands-on robotic unicompartmental knee replacement: a prospective, randomised controlled study of the acrobot system. J Bone Joint Surg Br 88:188-197

第3章

单髁置换术与交叉韧带

Andrew A. Amis

3.1 引言

本章主要阐述单间室膝关节置换术(UKR)后交叉韧带在股胫关节运动学中的作用和影响。虽然全膝置换术(TKR)中通常需切除一个或两个交叉韧带,但这反映了一个现实,那就是,以往的TKR患者都是由于关节炎而严重残疾,因此他们并不要求有高水平的关节功能,缓解疼痛才是最重要的。这些骨关节炎的退变程度严重,以致膝前交叉韧带通常已缺失,并有软组织退行性变伴慢性炎症,和相关的力学机制破坏,如股骨髁间窝前远端开口周围形成骨赘,其边缘似锯切一样。这些情况从未发生在UKR病例中,因为这些患者往往年轻,只有一个间室的膝关节损害严重需要行关节置换术。因此,假体需要与膝关节的其他结构协调工作,最好有高水平的功能。

虽然有几项报道表明UKR与TKR都有长期生存率,但一些医生仍认为UKR作为一种手段是来"买时间"的,也许是10年,随着膝关节退行性变进展,不可避免地要进

行翻修TKR。保存和修复韧带的目的是使患者恢复到较高水平的活动能力,而且最近已开始影响到全膝置换术追求更高的膝关节屈曲及关节功能,这也给UKR手术的可靠性带来了更大的信心。

上面描述的情景需要有不同的手术策略。对损害严重的膝进行的TKR,使外科医生集中精力通过截骨来恢复肢体的力线。如果软组织有问题,可以进行修整,预期它们会在新的金属-聚乙烯关节周围发挥作用。诸如"软组织松解"这样的操作,旨在获得TKR的期望功能,通常会有某一条侧副韧带从其附着骨上松解开,最常见的是松解内侧副韧带(MCL),直到膝部能达到理想的力线。虽然手术时可能在一定程度上使韧带功能减退,但它通常会缓慢地愈合到胫骨表面,从而使TKR的运动和稳定性都得以恢复。相反,UKR手术要求保护韧带,而且假体必须与它们和谐相处。因此,人们可能会认为,UKR比TKR的要求更高,因为它要求的功能水平更高,假体和韧带之间的相互作用更精致。这一章的目的是探讨一些与稳定性和运动学有关的膝关节功能的潜在机制,特别关注交叉韧带的作用,同时也考虑

胫骨平台的后倾，其与交叉韧带和 UKR 都有协调作用。

3.2 膝关节运动学和交叉韧带

膝关节前后交叉韧带(ACL 和 PCL)是胫骨在股骨前后(AP)移动的主要限制结构。因此，根据定义，当负荷趋向于胫骨相对股骨前(后)移时，它们就会抵抗在这些方向上施加的大部分负荷。在一项经典实验中，Butler 等[1]在材料试验机上安装了完整的膝，从而使股骨固定，胫骨可以相对于固定的股骨沿 AP 方向移动，然后测量所产生的力。在测量了需要产生 4 mm 胫骨前移的力量后，对 ACL 进行了切割，并进行了重复动作。所要求的力的降低表明，ACL 已经抵抗了超过 90%的外加负载。PCL 的结果与此类似，不同之处在于，当膝在接近伸直进行测试时，PCL 的贡献就明显下降了，而其他结构，尤其是后外侧和后内侧软组织，则发挥了更多的限制作用[2, 3]。这一反应发生的机制是，关节囊性软组织环绕在膝后外侧和后内侧，并处在膝屈伸轴的后侧，因此在膝关节伸直时它们就会被拉伸，并有助于防止过伸；当膝屈曲时，又会变松弛。尤其是这意味着，膝部的内侧间室是通过诸如后斜韧带这样的结构稳定的，后斜韧带是后侧关节囊结构的一部分，当膝伸直时，这种稳定机制与PCL 是相拮抗的。当膝接近完全伸展时，其中的大部分 PCL 会松弛[3]。如果囊体结构没有收紧，它就会导致内侧 UKR 的胫骨假体向后半脱位。由于缺少某些交叉韧带，当膝屈伸时，胫骨就会脱开与股骨的正常关系，这可能会导致功能不稳定。

在膝关节屈曲的各个角度交叉韧带都提供有约束力，这意味着它们必须与骨骼连接在一起，使它们能够在整个运动范围内保持相对紧张的状态，意味着它们必须与相应的关节几何形态相匹配。这种协调机制对 UKR 组件的几何形状和位置施加严格要求。整体的机制，包括股骨、两个交叉韧带和胫骨，形成了一种称之为"四杆连接"的工程机制。这仅仅是一个近似结构，因为经典的四连杆机构以平面的方式运作，而膝关节的运动学还包括了矢状面屈伸以及旋转运动。然而，尽管已认识到四杆连接的局限性，但它仍然是一种有效的对膝运动进行可视化的分析方法。交叉韧带的四杆连接机制在200 年前就发现了[4]，但在 1989 年出版的一项研究中，才由 O'Connor 等设计了模型[5]。从这个模型(图 3.1)可以看出，当膝关节屈伸时，交叉韧带在其胫骨附着处周围移动，同时保持(理论上)长度不变。因此，当伸膝时，ACL 展开在胫骨平台上方与其呈一个大角度，而在屈膝时 ACL 则向胫骨侧收起；PCL 的状况正好相反，PCL 在深度屈膝时要越过垂直位[6]。胫骨在固定的股骨上运动，这一机制通常表现为当屈膝时，股骨在胫骨的平台上"后滚"。这一发现使得牛津膝进行UKR 要应用活动垫片衬垫[7]。虽然这个简单的模型表面上很有吸引力，但是它忽略了膝关节动作的一些微妙之处，特别是在内侧和外侧间室之间的活动差异，该差异与胫骨内外旋转有关。

一种更现实的方法是，通过引入"介入式"的开放式磁共振成像(MRI)来观察承载的膝，一个活体受试者可以在一系列负重的姿势中进行他(她)的膝扫描。值得注意的是，这些结果是由一系列静态位置图像所衍

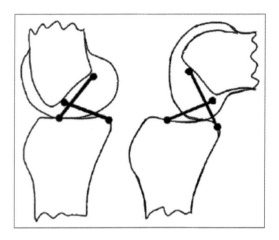

图 3.1   交叉韧带控制股骨在胫骨上的前后移动：当屈膝时，接触点在胫骨平台向后移动。

生出来的，患者在图像采集过程中必须保持静止状态。然而这些图像显示，股骨内侧髁圆形轮廓的中心在胫骨平台上方几乎静止不动，而股骨外侧髁则在向后移动[8]。股外侧髁的向后侧运动，内侧髁静止，表现为在膝承载屈曲时胫骨内旋。从这些观察中可以得出一些关于实施 UKR 的经验教训。特别是，对内侧间室的生物力学似乎不那么苛刻。在自然膝中，胫骨平台内侧有一个稍微凹陷的表面，因此内侧间室是天生稳定的。在行走步态周期最大负载期间，当足正在着地负重时，有数倍体重的力作用在膝内侧间室，这样股骨髁中心仍然在胫骨平台上方。相反，股外侧髁在微凸的胫骨平台上有相当大的活动性，其固有的稳定性较低，而在步态的姿态阶段出现的俯冲力矩，在胫骨平台上使股骨外侧髁相对较容易前后移动。内收的杠杆力量很高，以至于在步态周期中的一点，足够承载所有体重时，由内侧间室承担100%的力，而外侧髂胫束通过瞬时紧张来约束内翻力[9,10]。在典型的内侧间室骨关节病患者中，因为内侧软骨厚度的丧失导致胫

骨内翻错误的增加，这种负荷模式被放大。当然，这也会增加走路时作用在膝上的内收力矩，从而增加内侧间室的负荷，进而形成一个恶性循环。在这种情况下，UKR 的一个作用是利用假体的厚度来重新调整力线，减少膝内翻，从而减少内侧假体运动和固定假体的负荷。

即使在没有这些负荷的情况下，在动态活动中，交叉韧带的约束引发"股骨后滚"，它会将外侧室的接触点移动到远后方，在极度屈膝时使外侧半月板的后角被挤出外侧平台后缘[11]。因此，任何的假体几何形状都需要允许移动，因此相对不稳定。另外，关节应力向后移动，从而胫骨假体趋向后侧边缘承载，撞击骨质导致松动。与此同时，股骨外侧髁后移，而内侧股骨假体在膝关节弯曲时不能向后移动，这就意味着内侧 UKR 在膝屈曲时必须有一个能够适应内侧旋转的关节面。

观察外侧间室的运动也有助于解释为什么外侧 UKR 比内侧 UKR 操作更加困难，因为需要韧带更精细的协调作用和韧带平衡，韧带紧张可能限制运动和引起疼痛；韧带松弛可能会导致不稳定。在自然膝上，外侧（腓侧）副韧带（LCL）在膝关节屈曲时明显放松[12]。这是由于 LCL 的股骨连接是位于屈膝轴的后面，倾斜向下止于腓骨外侧。因此，正常膝在冠状平面相对内侧间室、外侧间室存在较大的松弛[13]。这一特点是允许外侧间室的移动多，因此在膝部屈曲的情况下，胫骨内外旋转的范围也更大。这就会引出一个有趣的问题，实施外侧 UKR 可能会出现不必要的向后脱位；而对软组织松弛的过度控制（例如减少后倾）可能会抑制运动或引起疼痛。

3.3 交叉韧带缺失与 UKR

在对牛津膝（OUKR）的早期复查中，Goodfellow 等[14]发现，相比前后交叉韧带完好的患者，ACL 缺失导致失败的极高。因此，ACL 缺失不适合 UKR，这与 TKR 的情况形成了有趣的对比。在 TKR，作为手术的前期步骤之一，几乎所有的患者都进行 ACL 切除。因为 TKR 的患者均有严重的关节炎，导致大部分 ACL 退化或缺失。另一个因素是，对 ACL 的保护需要设置假体，使其与交叉韧带协调工作，而不会造成不正常的韧带张力，或阻碍膝关节的运动。在 TKR，前后交叉韧带被保留的经验有限[15]，因此这种方法并没有流行起来。然而，如果器械或导航的指导能够得到改善，从而使保留韧带变得更容易，那么保留前后交叉韧带的 TKR 就可以获得更多的生理功能。实际上，据 Komistek 等[16]的报道，交叉韧带保留的 TKR，它的生物力学比交叉韧带牺牲的 TKR 更接近正常。当把年轻人群的膝关节损伤情况与 TKR 对照时，则做法相反：ACL 是手术重建的焦点，而 PCL 缺乏通常是保守治疗。一些对 TKR 后膝关节运动学的研究表明，诸如股骨后滚和胫骨内外部旋转等均没有得到保留[17,18]，而 UKR 似乎保持了相对正常的运动学[19]。这与事实相反，假体关节与自然的膝关节相比，总是有更大的摩擦力，这可能会导致不正常的滚动/滑动运动模式[20]。通过研究活动半月板衬垫的 TKR 研究得出结果，情况越发复杂[21]；研究人员无法找到伸膝时关节前后松弛度和在屈膝负重的情况下运动学之间的关系。因此，据推测在受控制的运动中，运动学状态是由肌肉力量控制的。

这些手术方法的不同之处带来的问题是，如何最好地处理交叉韧带与 UKR 的关系。在没有 ACL 的情况下，已经有一些关于膝关节运动学的研究，包括两项使用开放 MRI 检查体内负重膝关节的研究[22,23]。结果发现，内侧间室运动的模式与正常情况并无显著差异，即股骨内侧髁的中心在 AP 方向上几乎保持静止。然而，外侧间室与 ACL 未受影响的膝相比，在胫骨外侧有明显的前移。Logan 等[22]发现，在完整的膝中，屈膝时股骨外髁的中心在胫骨外侧后滚，当 ACL 缺失时相对胫骨外侧平台后移 8 mm；但 ACL 完好无损，同等量运动时，股骨外髁的中心相对胫骨外侧平台后移保持在 6 mm（图 3.2）。这导致胫股关节接触点比正常情况下后移 6 mm，在异常的内旋中，胫骨平台的中心大约位置前移 3 mm。Nicholson 等[23]也发现，在 ACL 断裂后，外侧胫骨平台向前半脱位，但报道说这主要是在膝伸直时（0°屈曲时为 8 mm；30°屈曲时为 5 mm），因此在 60°和 90°屈膝的完整运动学中并没有很大的不同。如果 ACL 断裂，胫骨就会进一步进入不正常的内旋[24]，这就意味着外侧 UKR 的胫骨后侧部分会有一个极端的边缘负载。也有关于 ACL 缺失的膝的步态分析研究；研究发现在正常活动时，也会出现胫骨前方半脱位和异常内旋[25,26]。

PCL 损伤同样也会改变膝关节的运动学。Logan 等[27]使用上述研究 ACL 缺陷的开放磁共振成像技术[22]来研究 PCL。他们发现，PCL 缺失在负重膝关节屈曲时对外侧间室的后滚没有显著的影响；然而，它确实影响了内侧间室，因为在从 0°~90°的所有角度

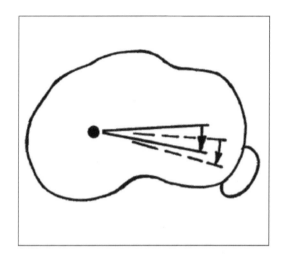

图3.2　内侧间室,接触点移动不明显,表现为以内侧为轴运动。在正常膝,接触点向后移动,继发胫骨内旋(实线)。ACL断裂,伴随的内旋增大,而变为进一步的内旋(虚线),所以胫骨上的接触点进一步后移。

上,内侧胫骨正常都有5~6 mm的恒定后移。类似的研究结果是由Chandasekaran等完成的[28],应用传统的MRI研究,在实验中受试者平躺,将其双足推动负重的脚凳。作者发现,外侧间室的前后运动不受PCL缺陷的影响;然而,内侧胫骨平台在屈膝时显示出明显的后半脱位,在75°屈膝处达到约3 mm的最大值。其结果相对Logan研究[27]移动数值减少,可能与Chandasekaran等[28]所实施的负载减少有关。

这些来自体内和体外的研究表明,最大的病理变化是由ACL缺失引起的,这时外侧胫骨平台向前半脱位。他们提供了一个线索说明为什么某些确定类型的关节软骨磨损(相对外伤造成的)是在交叉韧带缺失的慢性病例中观察到的,无论是一条交叉韧带损伤还是两条均损伤。对UKR的影响,外侧间室更严重,这表明异常的向胫骨平台后边缘接

触点可能导致矢状面摇摆效应,趋向在后方对支撑骨碾压致使前方固定在张力下松动,造成假体松动,这被认为是外侧UKR失败的一种常见机制。除了异常对位引起假体松动外,交叉韧带松弛也可能使关节功能慢性半脱位,也就是说,关节的对合不能正常工作,导致了因边缘负荷增加而增加磨损[29]。

3.4 交叉韧带重建和UKR负荷设计

文献中的许多论文认为,如果ACL缺陷,不适合UKR;在早期的UKR中,这个问题未被认识到,但很快就出现了问题,导致了大量的失败。在平均7年的随访中,79个假体失败率25%,15个膝中有13个膝在手术前存在10 mm以上的松弛,这意味着手术前这些膝就存在ACL缺陷[30]。同样,牛津膝(OUKR)术后2年时间的结果显示,如果ACL缺失,松动失败率为21%[14]。这一教训很快就得到了认识,并被公认为不应该在缺乏ACL的膝进行UKR。造成这些失败的主要原因是边缘负荷,局部挤压支撑骨,导致假体松动。

近年来,随着UKR保膝观念越来越强,外科医生开始寻求扩大其适应证,包括ACL缺损的膝。关节成形术后在年轻患者中开展,如内侧骨关节炎合并ACL缺陷,但有完整的外侧间室和髌股关节的情况。这组患者可能会扩大UKR适应证,因为ACL损伤后的内侧间室骨关节炎的风险增加[31],进而ACL缺失导致半月板损伤[32],进一步加重退变。此外,这类患者通常比较活跃,希望保持他们积极的生活方式[33]。尽管上述膝关节运

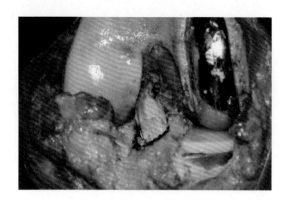

图 3.3　尸体膝,内侧 UKR+ACL 重建。

动学综述指出 ACL 断裂后最大的变化是在外侧间室,导致胫骨平台后外侧区域关节软骨磨损,这种损伤也导致内侧胫骨平台的后方关节软骨磨损[34]。对临床结果的随访显示,与 TKR 患者相比,UKR 患者的膝屈曲度更大,膝关节运动学更接近正常[35],功能更佳[36]。因此,UKR 联合 ACL 重建 (图 3.3)的手术对于那些希望保持积极生活方式的患者来说可能是一个很有吸引力的选择。

在 ACL 重建联合固定型还是活动型 UKR 之间做一选择,通常认为固定型 UKR 的设计有利于重建的 ACL 维持关节的稳定性,一项病例系列随访结果也是如此报道[33]。然而也有研究报道,活动型牛津膝 UKR 联合 ACL 重建获得良好的临床结果[37],他们与单纯进行 UKR 的患者进行了对照,两组结果相似 (图 3.4)。这可能并不令人惊讶,对年轻且要求更高的单纯 ACL 损伤患者,ACL 重建是最好的治疗,而移植物重建并不能扩大至适合 UKR 的所有人群。牛津膝的数据还表明,ACL+UKR 联合手术后的膝运动学类似于正常膝,虽然间接测量方法不是特别准确,没有分析单个间室,使得胫骨旋转无法确定[38]。上述两项研究都使用了标准的四股腘绳肌肌腱重建 ACL,尽管牛津膝小组在讨论中指出,他们已经开始使用髌骨肌腱移

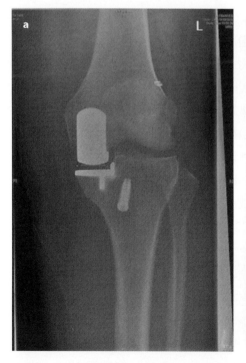
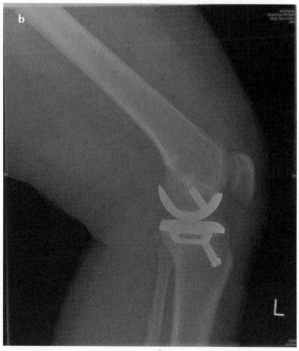

图 3.4　牛津膝 UKR+ACL 重建的 X 线片:正位片(a)和侧位片(b)。(with thanks to Dr. Dodd, of Oxford)

植,因为它们可以提供立即坚固的骨对骨的固定。Krishnan 和 Randle[39]使用了髌腱的中间 1/3,通过标准切口可以获得;他们担心的是,髌腱中 1/3 切除和内侧切口可能会导致内侧残留部分的缺血。他们的研究还报道说,联合 ACL 重建和 UKR 可以恢复膝关节的稳定性。临床结果证实,UKR 联合 ACL 重建可以保持相对正常的运动学,得到了临床结果的支持,但并没有发现在有 ACL 缺陷的膝出现松动率高的现象。

也可能是固定型 UKR 的运动学与正常情况没有很大的不同,因为在没有活动垫片的情况下,固定垫片在胫骨假体上是一个矢状面平坦的或几乎平坦的关节面。如果这个胫骨假体凹点的位置与重建的膝关节的运动学和交叉韧带的力学不相容,这可以防止交叉韧带"对抗"一个更符合的几何形状所施加的约束。在过去,这种设计理念的问题是,扁平的或近平面的聚乙烯衬垫表面遭受严重的局部变形和聚乙烯的磨损[40],不过最近在制造聚乙烯方面的进展改善了这种担忧。Argenson 等[41]在一项对固定型 M/G 假体(Zimmer, War-saw, IN, USR)的研究中发现,膝关节从 0°~90°屈曲,内侧股骨髁的接触点平均后移 0.8 mm,这与正常的情况没有很大的不同。然而他们注意到,正常的行为活动包括移动行走和内外旋转的正常模式似乎已经丧失。

3.5 胫骨假体前后倾斜度

矢状面胫骨的倾斜度,无论对正常膝还是 UKR 的生物力学都有明显影响。虽然生物力学效应明显,但是令人吃惊的是,几乎没有出现过 UKR 后倾对稳定性和运动学的影响。很多文献报道了自然膝和 TKR 的研究结果,我们从中可以学到一些经验教训。潜在的机制是胫股之间巨大的轴向挤压,同时合并关节之间的低摩擦,这使得股骨在胫骨平台的斜坡上倾向于"滑下坡"。由于正常胫骨平台后倾,因此,股骨会在后倾的平台上滑动,这导致胫骨向前半脱位。其结果是该机制使 ACL 变得紧张。

几篇论文对这一机制进行的离体研究表明,如果 ACL 有缺陷,轴向载荷诱导胫骨前移的效应则显著增加[42]。Liu-Barber 等[43]研究发现,在 ACL 完好无损的情况下,1600N 轴向力(典型的步行载荷)可以导致胫骨前移 8 mm,若 ACL 有缺陷,前移距离可增加到 13 mm,这种效应非常大,可以引起 ACL 断裂。Meyer 和 Haut[44]发现,平均 5.4 kN 的轴向载荷即可以使 ACL 断裂,引起胫骨前移 12 mm。5.4 kN 是一种非常大的力量,在跳伞着陆时,或者在滑雪冲击时可产生这么大的力。因此,一个胫骨后倾大的人 ACL 会容易受到影响;这有助于解释女性容易出现 ACL 损伤,因为她们的后倾往往比男性大[45]。这一因素在四足动物中被放大了,对头侧交叉韧带(相当于 ACL)破裂的标准兽医治疗是高位胫骨截骨术,目的是扭转在许多物种中发现的大的后倾[46]。

同样的机制也发生在 PCL,胫骨平台后倾减少甚至为负值。两项研究[47, 48]发现,4°~5°的后倾改变可引起胫骨的病理前半脱位,仅在 200 N 的作用下就可以导致 PCL 断裂,而这仅仅是生理负荷的一小部分。

由于大多数 TKR 都切除了 ACL,因此避免了胫骨过度后倾,以便有助于控制前抽屉松弛。然而,若后倾颠倒会导致 PCL 张力过大,后倾增加会增大关节活动度[49],因为它降低了胫骨平台的后缘，从而延迟了后撞击[50]。然而，这也可能会使股骨假体靠近胫骨聚乙烯的后缘，导致不正常的磨损[51]。对于 UKR 来说，这显然是一个敏感的问题，特别是当有一个低适配或活动衬垫时，交叉韧带必须控制胫股关节运动和稳定性。在这种情况下，不适当的后倾可能导致韧带过度紧张，导致蠕变延伸和 ACL 破裂。这些明显的失调要求对胫骨后倾进行精确控制。

上述观察结果在对 99 例 UKR 进行的 16 年的临床随访中得到了明确验证[52]。胫骨与股骨的前后关系可以在单腿负重站立侧位 X 线片上测量。在未翻修的 77 例膝中，胫骨前移和后倾之间有显著的相关性。在这 77 例膝中，没有假体松动的后倾明显比假体松动的要小得多。在随访中，5 例膝出现了 ACL 破裂，平均后倾为 13°。此外，原始的 99 例 UKR 包括 18 例 ACL 手术时存在缺损：11 例假体随访在位，其平均后倾< 5°，而 7 例翻修的后倾> 8°。最后得出的结论是，应避免后倾> 7°。Moller 等[53]在体外试验时观察了内侧和外侧 UKR 的胫股接触点。ACL 丧失导致关节假体活动时在胫骨平台上移动约 6 mm。作者还研究了增加后倾的效果，发现通过切断 ACL 引起的胫骨前移（从接触点的运动中推断）是相似的，无论后倾是 0°还是 10°。一项将尸体标本膝加载到一个机器人的测试系统中的研究，其中包含一些肌肉张力，同样，发现 ACL 切断后胫骨后移[54]。在膝关节接近伸直时，ACL 张力最大，运动学的变化最大。最后，与上面描述的正常膝胫骨后倾变化的影响一致，在内侧固定型 UKR，切断 ACL，胫骨前松弛增加，但松弛的增加通过减少后倾角可逆转。在 Lachmann 的测试中，胫骨后倾角从 12°

减少到 4°，可以减少 5mm 的胫骨前移[55]。

3.6 结论

对 UKR 的临床研究表明，与 TKR 相比，它使膝关节在屈伸活动中保持正常的运动，从而与正常膝的行为更接近。这意味着 UKR 的交叉韧带和假体匹配是和谐的。来自长期随访的研究证据表明，ACL 有缺陷，只要胫骨后倾小于 7°，就能够在原位长期存活。胫骨平台的后倾对 UKR 的行为有着深刻的影响。因此，虽然较大的胫骨后倾可能会减少后撞击的发生，但这是一个影响 TKR 屈曲范围的因素。UKR 胫骨后倾增大，增加胫骨前移松弛和 ACL 张力负荷。迄今为止的所有证据都表明，UKR+ACL 重建手术能够恢复正常的膝关节运动，而且是可靠的。这些结论适用于活动型和固定型 UKR 设计。后倾增加和 ACL 功能不足可使股骨在胫骨上的位置向后面移动。这与松动有很大的关联，根据文献报道，边缘负荷被认为是假体松动失效最主要的机制。

（刘朝晖 译　郭万首 审）

参考文献

1. Butler DL, Noyes FR, Grood ES (1980) Ligamentous restraints to anterior-posterior drawer in the human knee. A biomechanical study. J Bone Jt Surg (Am) 62-A:259-270
2. Race A, Amis AA (1996) Loading of the two bundles of the posterior cruciate ligament: an analysis of bundle function in A-P drawer. J Biomechs 29:873-879
3. Robinson JR, Bull AMJ, Thomas R deW, Amis AA (2006) The role of the medial collateral ligament and posteromedial capsule in controlling knee laxity. Am J Sports Med 34:1815-1823
4. Schindler OS (2012) Surgery for anterior cruciate ligament deficiency: a historical perspective. Knee Surg

Sports Traumatol Arthrosc 20:5-47

5. O'Connor JJ, Shercliff TL, Biden E, Goodfellow JW (1989) The geometry of the knee in the sagittal plane. Proc Inst Mech Eng Pt H: Engng in Med 203:223-233

6. Komatsu T, Kadoya Y, Nakagawa S, Yoshida G, Takaoka K (2005) Movement of the posterior cruciate ligament during knee flexion – MRI analysis. J Orthop Res 23:334-339

7. O'Connor JJ, Goodfellow JW, Dodd CA, Murray DW (2007) Development and clinical application of meniscal unicompartmental arthroplasty. Proc Inst Mech Eng H 221:47-59

8. Johal P, Williams A, Wragg P, Hunt D, Gedroyc W (2005) Tibio-femoral movement in the living knee. A study of weight-bearing and non- weight-bearing knee linematics using 'interventional' MRI. J Biomech 38:269-276

9. Morrison JB (1968) Bioengineering analysis of force actions transmitted by the knee joint. Bio-Med Eng 3:164-170

10. Shelburne KB, Torry MR, Pandy MG (2005) Muscle, ligament and joint-contact forces at the knee during walking. Med Sci Sports Ex 37:1948-1956

11. Vedi V, Williams A, Tennant SJ, Spouse E, Hunt DM, Gedroyc WM (1999) Meniscal movement. An in-vivo study using dynamic MRI. J Bone Jt Surg (Br) 81-B:37-41

12. Sugita T, Amis AA (2001). Anatomy and biomechanics of the lateral collateral and popliteofibular ligaments. Am J Sports Med 29:466-472

13. Okazaki K, Miura H, Matsuda S, Takeuchi N, Mawatari T, Hashizume M, Iwamoto Y (2006) Asymmetry of mediolateral laxity of the normal knee. J Orthop Sci 11:264-266

14. Goodfellow JW, Kershaw CJ, Benson MKd'A, O'Connor JJ (1988) The Oxford knee for unicompartmental osteoarthritis. The first 103 cases. J Bone Jt Surg (Br) 70:692-701

15. Cloutier J-M, Sabouret P, Deghrar A (1999) Total knee arthroplasty with retention of both cruciate ligaments. A nine to eleven-year follow-up study. J Bone Jt Surg (Am) 81-A:697-702

16. Komistek RD, Allain J, Anderson DT, Dennis DA, Goutallier D (2002) In vivo kinematics for subjects with and without an anterior cruciate ligament. Clin Orth Relat Res 404:315-325

17. Stiehl JB, Komistek RD, Dennis RD, Paxson RD, Hoff WA (1995) Fluoroscopic analysis of kinematics after posterior cruciate ligament retaining knee arthroplasty. J Bone Jt Surg (Am) 77:884-889

18. Stiehl JB, Dennis RD, Komistek RD, Crane HS (1999) In vivo determination of condylar lift-off and screw-home in a mobile-bearing total knee arthroplasty. J Arthrop 14:293-299

19. Patil S, Colwell CW, Ezzet KA, D'Lima DD (2005) Can normal knee kinematics be restored with unicompartmental knee replacement? J Bone Jt Surg (Am) 87:332-338

20. Wimmer MA, Andriacchi TP (1997) Tractive forces during rolling motion of the knee: implications for wear in total knee replacement. J Biomech 30:131-137

21. Ishii Y, Noguchi H, Matsuda Y, Takeda M, Walker SA, Komistek RD (2007) effect of knee laxity on in-vivo kinematics of meniscal-bearing knee prosthess. Knee 14:268-274

22. Logan M, Dunstan E, Robinson J, Williams A, Gedroyc W, Freeman M (2004) Tibiofemoral kinematics of the anterior cruciate ligament (ACL)-deficient weightbearing, living knee employing vertical access open "interventional" magnetic resonance imaging. Am J Sports Med 32:720-726

23. Nicholson JA, Sutherland AG, Smith FW, Kawasaki T (2012) Upright MRI in kinematic assessment of the ACL-deficient knee. Knee 19:41-48

24. Yamaguchi S, Gamada K, Sasho T, Kato H, Sonoda M, Banks SA (2009) In vivo kinematics of anterior cruciate ligament deficient knees during pivot and squat activities. Clin Biomech 24:71-76

25. Georgoulis AD, Papadonikolakis A, Papageorgiou CD, Mitsou A, Stergiou N (2003) Three-dimensional tibiofemoral kinematics of the anterior cruciate ligament-deficient and reconstructed knee during walking. Am J Sports Med 31:75-79

26. Knoll Z, Kocsis L, Kiss RM (2004) Gait patterns before and after anterior cruciate ligament reconstruction. Knee Surg Sports Traumatol Arthrosc 12:7-14

27. Logan M, Williams A, lavelle J, Gedroyc W, Freeman M (2004) The effect of posterior cruciate ligament deficiency on knee kinematics. Am J Sports Med 32:1916-1922

28. Chandrasekaran S, Scarvell JM, Buirski G, Woods KR, Smith PN (2012) Magnetic resonance imaging study of alteration of tibiofemoral joint articulation after posterior cruciate ligament injury. Knee 19:60-64

29. Bartley RE, Stulberg SD, Robb WJ, Sweeney HJ (1994) Polyethylene wear in unicompartmental knee arthroplasty. Clin Orthop Relat Res 299:18-24

30. Deschamps G, Lapeyre B (1987) Rupture of the anterior cruciate ligament: a frequently unrecognised cause of failure of unicompartmental knee prostheses: apropos of a series of 79 Lotus prostheses with a follow-up of more than 5 years. Rev Chir Orthop 73:544-551

31. Gillquist J, Messner K (1999) Anterior cruciate ligament reconstruction and the long-term incidence of gonarthrosis. Sports Med 27:143-156

32. McDermott I, Amis AA (2006) Review article: The consequences of meniscectomy. J Bone Jt Surg (Br) 88-B:1549-1556

33. Tinius M, Hepp, P, Becker R (2012) Combined unicompartmental arthroplasty and anterior cruciate ligament reconstruction. Knee Surg Sports Traumatol Arthrosc 20:81-87

34. Keyes GW, Carr AJ, Miller RK, Goodfellow JW (1992) The radiographic classification of medial gonarthrosis:correlation with operation methods in 200 knees. Acta Orthop Scand 63:497-501

35. Banks SA, Fregly BJ, Boniforti F, Rheinschmidt C, Romanoli S (2005) Comparing in vivo kinematics of unicondylar and bi-unicondylar knee replacements. Knee Surg Sports Traumatol, Arthrosc 13:551-556

36. Newman J, Pydisetty RV, Ackroyd C (2009) Unicompartmental or total knee replacement: the 15-year re-

sults of a prospective randomised controlled trial. J Bone Jt Surg (Br) 91-B:52-57

37. Pandit H, Beard DJ, Jenkins C, Kimstra Y, Thomas NP, Dodd CAF, Murray DW (2006) Combined anterior cruciate ligament and Oxford unicondylar knee arthroplasty. J Bone Jt Surg (Br) 88-B:887-892

38. Pandit H, Van Duren BH, Gallagher JA, Beard DJ, Dodd CA, Gill HS, Murray DW (2008) Combined anterior cruciate ligament reconstruction and Oxford unicondylar knee arthroplasty: in vivo kinematics. Knee 15:101-106

39. Krishnan SRSR, Randle R (2009) ACL reconstruction with unicondylar replacement in knee with functional instability and osteoarthritis. J Orthop Surg Res 4:43-47

40. Blunn GW, Joshi AB, Lilley PA, Engelbrecht E, Ryd L, Lidgren L, Hardinge K, Nieder E, Walker PS (1992) Polyethylene wear in unicondylar knee prostheses. 106 retrieved Marmor, PCA, and St Georg tibial components compared. Acta Orthop Scand 63:247-255

41. Argenson JN, Komistek RD, Aubaniac JM, Dennis DA, Northcut EJ, Anderson DT, Agostini S (2002) In vivo determination of knee kinematics for subjects implanted with a unicompartmental arthroplasty. J Arthrop 17:1049-1054

42. Torzilli PA, Deng X, Warren RF (1994) The effect of joint-compressive load and quadriceps muscle force on knee motion in the intact and anterior cruciate ligament-sectioned knee. Am J Sports Med 22:105-112

43. Liu-Barba D, Hull ML, Howell SM (2007) Coupled motions under compressive load in intact and ACL-deficient knees: a cadaveric study. J Biomech Eng 129:818-824

44. Meyer EG, Haut RC (2008) Anterior cruciate ligament injury induced by internal tibial torsion or tibiofemoral compression. J Biomech 41:3377-3383

45. Hashemi J, Chandrashekar N, Gill B, Beynnon BD, Slaughterbeck JR, Schutt RC, Mansouri H, Dabezies E (2008) The geometry of the tibial plateau and its influence on the biomechanics of the tibiofemoral joint. J Bone Jt Surg Am 90-A:2724-2734

46. Kim SE, Pozzi A, Kowaleski MP, Lewis DD (2008) Review: Tibial osteotomies for cranial cruciate ligament insufficiency in dogs. Vet Surg 37:111-125

47. Agneskirchner JD, Hurschler C, Stukenborg-Colsman C, Imhoff AB, Lobenhoffer P (2004) Effect of high tibial flexion osteotomy on cartilage pressure and joint kinematics: a biomechanical study in human cadaveric knees. Arch Orthop Trauma Surg 124:575-584

48. Giffin JR, Stabile KJ, Zantop T, Vogrin TM, Woo SLY, Harner CD (2007) Importance of tibial slope for stability of the posterior cruciate ligament-deficient knee. Am J sports Med 35:1443-1449

49. Malviya A, Lingard EA, Weir DJ, Deehan DJ (2009) Predicting range of movement after knee replacement: the importance of posterior condylar offset and tibial slope. Knee Surg Sports Traumatol Arthrosc 17:491-498

50. Bellemans J, Robijns F, Duerinckx J, Banks S, Vandenneucker H (2004) The influence of tibial slope on maximal flexion after total knee arthroplasty. Knee Surg Sports Traumatol Arthrosc 13:193-196

51. Wasielewski RC, Galante JO, Leighty RM, Natarajan RN, Rosenberg AG (1994) Wear patterns on retrieved polyethylene tibial inserts and their relationship to technical considerations during total knee arthroplasty. Clin Orthop 299:31-43

52. Hernigou P, Deschamps G (2004) Posterior slope of the tibial implant and the outcome of unicompartmental knee arthroplasty. J Bone Jt Surg (Am) 86-A:506-511

53. Moller JT, Weeth RE, Keller JO, Nielsen S (1985) Unicompartmental arthroplasty of the knee. Cadaver study of the importance of the anterior cruciate ligament. Acta Orthop Scand 56:120-123

54. Suggs JF, Li G, Park SE, Sultan PG, Rubash HE, Freiberg AA (2006) Knee biomechanics after UKA and its relation to the ACL – a robotic investigation. J Orthop Res 24:588-594

55. Suero EM, Citak M, Cross MB, Bosscher RF, Ranawat AS, Pearle AD (2012) Effects of tibial slope changes in the stability of fixed bearing medial unicompartmental arthroplasty in anterior cruciate ligament deficient knees. Knee 19:365-9

第4章

活动型和固定型单髁置换术、截骨术、全膝置换术的适应证

David S. Barrett，Sam K. Yasen

4.1 引言

进行全膝置换术(TKR)的某些适应证都是明确的,如患者三间室骨关节炎(OA)、屈曲受限和明显畸形的患者(图4.1),但是进行截骨术和单间室膝表面置换术(UKR)的适应证在不断变化[1, 2]。而且,进行单间室置换的比例为10%[2]~40%[3]不等。针对对位不齐进行轿正,截骨术的比例也不尽相同,

例如,在英国和瑞士之间就有明显不同,无论技术培训、手术经验,还是患者的期望,都有所不同。适应证不同,与实施截骨术和UKR的手术经验和技术培训有差。

每一种技术,即截骨术[4]、单间室膝关节置换术(UKR)[3]和全膝置换术(TKR)[5],只要正确的选择适当,都可以获得满意的功能和长期疗效。因此,充分了解每种手术的适应证非常重要,这样才能获得好的效果。在有些病例中,这些手术的适应证会存在重叠。如果适应程度相同,外科医生应根据自

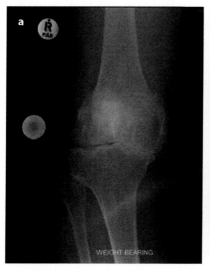
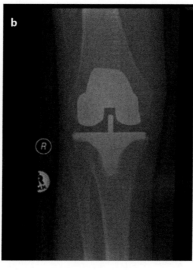

图4.1 三间室关节炎术前(a)及术后(b)X线片,全膝关节置换术的临床效果良好。

已对每种技术的经验和熟练程度的做出选择。例如,A 医生对截骨术有丰富的经验,进行截骨术;B 医生对 UKR 技术熟练,进行 UKR,可以获得一样的结果。

4.2 不断变化的适应证

以前,对于"太年轻""很活跃"、从事体力劳动的患者,通常认为 TKR 不适合,而采用截骨术治疗。针对这类人群,选择全膝假体时由于聚乙烯垫片的早期磨损可能导致手术失败,术后膝关节活动度及功能欠佳,因而外科医生常常推荐行截骨术来"争取时间",年龄大的时候再做 TKR。当时由于缺少有效的翻修假体,手术技术不成熟,医生对这些患者手术方式的选择特别谨慎,因为这些患者一生可能需要进行多达 3 次的 TKR。这就导致很多年轻患者即使有重度 OA、明显畸形、多间室病变,也只能接受截骨术。目前则认为,这些患者不适用行胫骨或股骨截骨术来矫正力线,以及治疗有症状的早期磨损骨关节炎(图 4.2)。因此,从历史角度看,对这些病例截骨术并不能获得良好的功能和疼痛缓解,同样也不能获得良好的长期疗效。7 年前进行的 TKR,因疼痛缓解越来越不完美,进行了多次翻修[6]。与初次 TKR 相比,TKR 的翻修效果不佳[7]。因此,这些年轻患者行截骨术后效果不满意,疼痛缓解不彻底,因而无法实现恢复正常运动或体力劳动的目的[8],随后进行的 TKR,其功能不如初次 TKR 那么好。

同样的,在单膝手术的早期进展中,某适应证十分狭窄,常将这种手术描述为"过渡性手术",几乎不可避免地要转化成 TKR。早期就需要进行翻修。由于早期 UKR 假体设计不

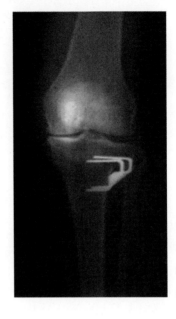

图 4.2　胫骨高位截骨术失败的 X 线片显示术前适应证病变太重。

足和技术不佳,常导致灾难性后果并伴有严重的骨缺损,因此翻修也比较复杂,不仅需要翻修假体,明显骨缺损通常也需要金属垫块来弥补(图 4.3)。因此,年轻 UKR 患者进行早期翻修时,与初次 TKR 相比,功能不佳。

过去,由于年轻患者采用截骨术或 UKR 疗效欠佳,翻修术后的膝关节功能不能令患者满意,因此很多骨科医生尽可能采取措施推迟手术,进而直接行 TKR。这种通过延迟手术的策略对那些精通 TKR 而对截骨术或 UKA 技术掌握不成熟的矫形医生来说很实用。Willis-Owen 等报道了 200 例 OA 患者,尽管 47.6%适合行 UKR,但医生仍然大部分选择了 TKR,只有 8%~15%选择了 UKR[9]。然而,与老年患者相比,这些年轻患者进行 TKR 效果也不佳,不仅翻修率高(图 4.4)[5],而且早期再翻修率也很高。

基于这部分患者 TKR 术后膝关节欠佳,早期翻修率高,UKR 的适应证、手术技术、假体设计及截骨术的术前计划和固定方式被大家重新考量。若病例选择恰当,UKR 比 TKR

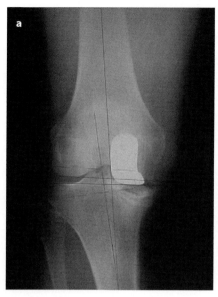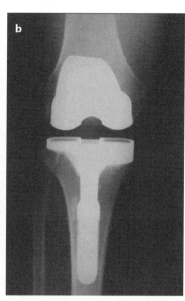

图 4.3 UKR 失败术前 (a) 及术后 (b) X 线片显示明显骨缺损,需要使用翻修假体进行初次翻修。

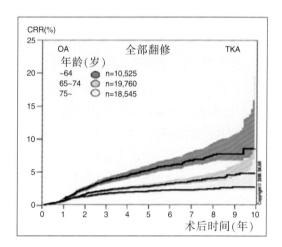

图 4.4 瑞典关节登记中心数据[5]显示全膝关节置换翻修率随患者年龄降低而升高。

提供了更好的功能[9]和长期效果,而且从经济方面讲更具成本效益,进行胫骨高位截骨的效果也有了很大提高[4]。目前,胫骨高位截骨术后如需翻修 TKR 的话,也可以获得如初次 TKR 一样的结果[7]。

这些发现使得人们重新思考这 3 种手术的适应证:截骨术、UKR 和 TKR。随着骨关节炎患者群的变化、手术技术和材料的改进,骨科界对不同手术方案的认识也在发生变化。

在这个领域的医生需要充分认识到这些适应证的改变,才能让患者获得最佳的疗效。

更重要的是,不仅手术技术在改变,患者自身也在改变。他们越来越年轻化并伴有肥胖[10],40 岁至 59 岁年龄组的患者在增加,事实上,这个年龄组的手术患者预计增加了 20%[11](图 4.5)。这个年龄组的患者面临着相当大的挑战,患者活动量大,加速了假体的磨损。假体屈伸活动量及屈曲度的增加将会加大普通聚乙烯垫片的磨损率[12]。这些患者无法等到 TKR 最佳年龄,如 65 岁或 70 岁再进行手术,但需要迅速消除症状、改善功能及提高生活质量。因此,矫形医生需要熟悉 3 种手术方案(截骨术、UKR 和 TKR)的适应证。

4.3 截骨术指征

4.3.1 胫骨高位截骨

胫骨高位截骨 (HTO) 已经成为一种成

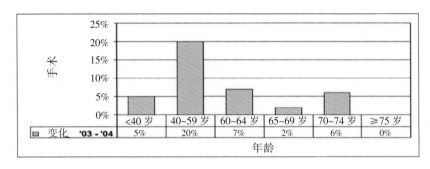

图 4.5　全膝置换年龄分布表。其中 40~59 岁预测增长率为 20%。

熟的手术方式。正确地选择患者和精确的手术技术可以获得优良的效果。HTO 治疗膝关节内侧间室骨关节炎于 20 世纪 60 年代被首次应用[13]，并由 Coventry 将其推广[14]。早期，由于其并发症多及失败率高，HTO 备受质疑，并且其生物力学的效果也遭到质疑[15]。面对这些质疑，同时由于膝关节置换获得巨大成功，HTO 在 80~90 年代被弃用。然而，随着对基础知识的深入理解、手术技术的改进和固定技术的发展，HTO 得到了大家的重新认可。

4.3.1.1 手术指征

　　HTO 经典的手术适应证是内侧间室骨关节炎，或半月板切除、骨软骨缺损后内侧间室过度负荷。通过截骨矫正力线至外翻位，内侧间室过度负荷转移至外侧间室。HTO 另一指征是治疗膝关节不稳[16]。

　　理想的患者在 60 岁以下，不吸烟，BMI <30，疼痛部位位于内侧关节线的单间室关节炎，膝关节固定屈曲畸形<5°，活动度>120°，胫骨近端内翻角>5°，关节周围韧带处于平衡状态[16, 17]。

　　HTO 也可用于交叉韧带不稳定或存在髌股关节炎的患者，但需要附加手术进行处理。若患者交叉韧带功能不全，胫骨后倾需要适当调整（ACL 缺失，后倾需要降低；PCL 缺失，后倾需要增大），或者截骨同时联合手术韧带重建[18, 19]。对于合并髌股关节炎的患者，可以联合行 Fulkerson 胫骨结节截骨或类似手术处理髌股关节问题。肥胖患者或屈曲挛缩>15° 的患者虽然不是特别适合 HTO，但 HTO 也有效。

4.3.1.2 手术方式选择

　　最常用的手术方式是内侧开放楔形截骨和外侧闭合楔形截骨。Dome 截骨，chevron 截骨和使用外固定的渐进性骨痂延长术也是可选的手术方式[20]。

　　外侧闭合楔形截骨在很长时间内都被认为是标准术式，但是其涉及腓骨截骨或上胫腓关节的破坏，有损伤腓总神经的风险。胫腓骨截骨导致骨量丢失和短缩，影响 TKR 的翻修效果。

　　内侧开放楔形截骨，可避免过度分离肌肉，只需要一次截骨，可以自由地对冠状面和矢状面畸形进行矫正[21]。最近随着更好的固定系统出现，像过去的接骨板固定失败和断端不愈合的问题已经明显减少。TomoFix 接骨板（Synthes，Switzerland）基于锁定加压板原理，可为术后重建提供足够的稳定性，允许早期负重，即使出现外侧铰链的骨折也不影响断端愈合[22]。在一个 262 例患者的 TomoFix 接骨板病例系列中没有出现矫正角度消失的病例,只有 2 例出现不愈合[23]。一些术者常规进行植骨以辅助稳定,但有些作者认为开放楔形撑开 20 mm 即使没支撑也是安全的[16]。

对内侧开放楔形 HTO 需要考虑的另一个因素是内侧副韧带浅层的松解[24]。若忽略这一步,将会增加内侧间室压力,而不是内侧间室压力的降低[24]。

对内侧开放楔形 HTO 的一种改良术式是双面截骨联合横断截骨,随后在胫骨结节后垂直旋转截骨(图 4.6)。这样就创造了一个前方支撑物,提高了抗旋转的稳定性,允许近端更大空间的固定[21]。胫骨结节近端截骨可以降低髌骨高度[25]。当需要矫正的度数较大(>8°~10°外翻)时,推荐进行二次远端垂直旋转截骨,可避免低位髌骨[16]。

4.3.1.3 术前检查

仔细询问病史,尤其是关注患者运动量、吸烟、内科并发症、肥胖等。体检时必须关注压痛点、下肢力线、膝关节活动度和韧带完整性。术前需要拍摄负重位正位、侧位、切线位和 Rosenberg 位 X 线(或轴位)片。站立全长片测量下肢力线。其他,如同位素检查、MRI 检查可以辅助评估内侧间室状态,同时还可以评估外侧间室和髌股间室。另外,关节镜检查也可以帮助评估,关节镜可以在 HTO 开展前独立进行或同时进行。

4.3.1.4 术前计划

根据 Paley 规范,确定胫骨近端内翻角和畸形矫正度数[26]。若需要矫正的度数较大,可能需要进行包括胫骨股骨的双截骨,以避免关节线倾斜。正常情况下,下肢机械轴线通过内侧间室。HTO 需要在冠状面上将其轻度矫正至外侧间室。基于 Fujisawa 等的研究[27],有很多方法确定机械轴线的矫正标准。事实上,从胫骨平台内侧缘测量全长的 62%位置即 Fujisawa 点被广泛接受[16]。这样可以获得以下肢机械轴为参考的 3°~5°的外

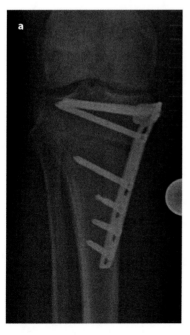
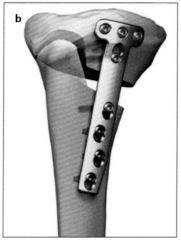

图 4.6 应用锁定接骨板的开放楔形截骨 X 线片(a)及示意图(b)。

翻,或者说,相对解剖轴线的 8°~10° 外翻。

4.3.1.5 术后管理

推荐术后即刻使用冰敷和间歇性静脉压力泵减轻肿胀。一些术者推荐,根据手术和内固定方式,术后一段时间患肢应免负重或部分负重。随着 TomoFix 接骨板在内侧开放楔形截骨中的应用,早期允许负重,即使矫正度数较大也允许早期负重。通常,术后第一天可部分负重,然后根据疼痛情况逐渐增加负重,直至完全负重,通常不晚于 6 周[16]。有学者采用透视的方法观察发现,早期负重不会引起截骨部位的异常活动,也不会导致矫正度数的丢失[28]。在个别病例,术中应根据情况进行适当调整,如同时进行韧带手术或软骨手术等。

4.3.1.6 结果

世界各地大量学者均报道的 HTO 术后结果均优良,近期研究报道的 10 年生存率为 74%~97.6%,15 年生存率为 65.5%~90.4%[20]。一个短期(随访 1 年)的随机对照研究发现,通过比较内侧开放楔形截骨和外侧闭合楔形截骨的术后疗效,结果显示二者术后在功能方面无明显差异[29]。另一项 meta 分析长期研究的结果显示,二者在并发症、翻修为 TKR、功能评分方面无明显差异,但是开放楔形 HTO 具有更大度数的矫正、增加胫骨后倾及降低髌骨高度[30]。

4.3.1.7 并发症

最常见的并发症是断端不愈合(0.7%~4.4%)、假关节形成、感染(2.3%~4%)、腓神经损伤(2%~16%)、间室综合征、接骨板断裂和血栓栓塞[20]。术中内侧或外侧皮质连接部位(因术式而异)断裂会增加不愈合风险,吸烟也会增加不愈合的风险[31]。

4.3.2 转换为 TKR

失败的 HTO 需要转换为 TKR。一项系统研究比较了初次 TKR 和 HTO 失败后转换为 TKR,结果显示后者手术时间长、早期膝关节活动度差,但是长期随访结果显示二者无明显差异。一项长期随访研究报道患者接受双侧 TKR,一侧为 HTO 后转换为 TKR,15 年随访,双侧在功能、影像学、临床结果和假体生存率方面无明显差异[7,32]。目前还没有关于内侧开放楔形 HTO 失败的 TKR 的数据。理论上,内侧开放楔形 HTO 转换为 TKR 很容易,因为没有骨量丢失,而且胫骨假体杆撞击胫骨皮质的风险小[17]。因此,虽然 HTO 失败转换为 TKR 存在一定的技术挑战,但术后功能恢复良好。

4.4 单间室表面置换的经典指征

4.4.1 术前指征

大多数 UKR 是在内侧间室进行的。因此,下面将首先描述内侧 UKR 的指征,然后再阐述外侧 UKR 的指征。内侧 UKR 的经典指征是膝关节前内侧间室骨关节炎(图 4.7),其他间室在影像学上无 OA 征象;临床体格检查膝关节屈曲畸形 <5°,内翻畸形 <10°,且畸形可以被动矫正[1]。病史及体格检查均证实 ACL 功能良好,因为 ACL 断裂是活动平台型 UKR 失败的原因之一,文献报道因 ACL 断裂导致 UKR 失败的发生率很高[33]。ACL 缺失,畸形容易矫正过度,活动型半月

板假体早期半月板衬垫容易脱位。除了临床体格检查及病史,ACL 断裂的患者在影像学上可能表现为明显的胫骨向外侧半脱位 (图 4.8a),这提示外侧间室会被胫骨髁间嵴撞击发生改变或损害(图 4.9)。侧位 X 线片,正常情况下股骨与胫骨接触点在胫骨平台前侧,ACL 断裂后,股骨在胫骨上后移(图 4.8b)。

一些学者推荐在术前进行外翻应力位 X 线检查以判断矫正能力。术前需要拍摄 4 张 X 线片评估各个间室:站立正位、侧位、屈曲 30°切线位、髌骨轴位或髁间窝位(屈膝 45°)。若临床担心其他间室早期变化,MRI 可以评估软骨缺损,但是在临床上通常 X 线检查已足够,MRI 不是常规检查。类似的原因, 关节镜检查也不是必选的常规检查,虽然有些患者既往曾行关节镜手术,不

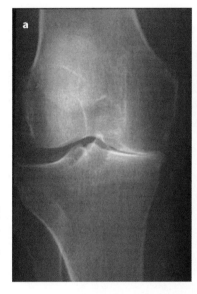

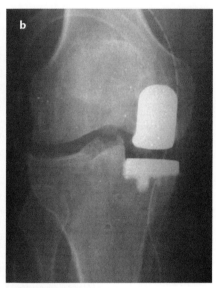

图 4.7 经典的前内侧骨关节炎的术前 X 线片(a)和 UKR 的术后 X 线片(b)。

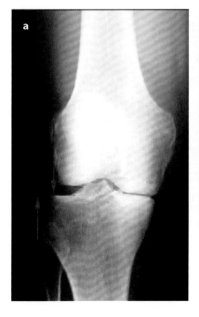

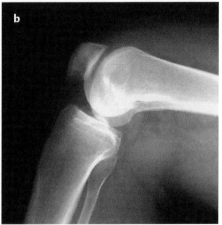

图 4.8 (a)X 线片显示明显胫骨向外侧半脱位,提示 ACL 断裂;(b)侧位片显示股骨相对胫骨向后半脱位,提示 ACL 断裂。

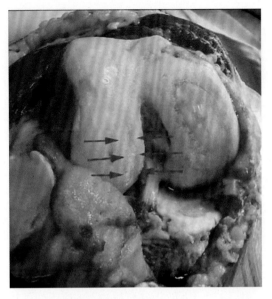

图 4.9　临床照片显示继发于胫骨半脱位，胫骨髁间嵴撞击股骨外侧髁内面。

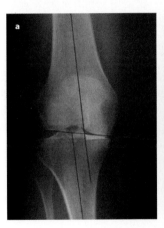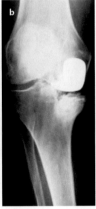

图 4.10　(a) X 线片显示股骨外髁明显的发育不良，导致矫正过度而外翻；(b) 肥胖患者胫骨塌陷的 X 线片。

过关节镜治疗的细节对于评估病变进展很有用。如果临床诊断不明确，或怀疑 ACL 不稳定，或考虑因软骨磨损导致的膝关节痛，UKR 术前进行关节镜检查或 EUA 是有必要的，行关节镜检的同时也可以进行 ACL 重建。

内翻膝的患者可能存在一定度数的初始股骨外翻或股骨外髁发育不良（图

4.10a）。股骨外髁发育不良容易出现过度矫正而力线外翻。尤其是活动型 UKR，需要恢复 MCL 韧带张力才能维持活动型半月板衬垫的稳定。在这些病例，完全恢复韧带张力，会导致膝外翻，继而加快外侧间室退变，导致假体失败。

以前，由于担心假体下胫骨塌陷，医生会建议患者最大程度限制负重（图 4.10b）。文献中没有提供具体数据，但不超过 120~130kg 被认为是合适的。

由于担心胫骨塌陷，骨密度差的老年患者不适合 UKR。若是 UKR 失败或 OA 进展，老年患者可能无法再进行二次手术。因此，很多医生建议在老龄患者进行 TKR。

4.4.2 术中指征

术中需要对所有间室进行仔细观察。外侧间室 II 级软骨改变（软骨表面纤维化、部分软骨缺失）是可以接受的。类似的是在髌股关节间室，不过，有些学者认为髌股关节严重退变也可以进行 UKR[34]（图 4.11）。

术中医生还需要检查 ACL 功能，尤其是在非限制性活动型 UKR。

很多医生都是根据术中观察来确定是进行 UKR 还是 TKR。虽然这样给予了医生很大的自由度，但我们不是这样认为的，我们认为术前根据患者病史、体检、影像学即可以明确是否适合 UKR。

4.4.3 修正的指征

最近，随着经验积累、假体设计改进、材料学进步和手术技术提高，内侧单间室置换指征在不断修正。过去由于手术技术、假体力线不佳，加上老款聚乙烯材料不良，导致很多失败。灾难性的聚乙烯磨损导致明显骨

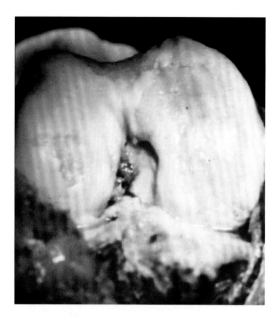

图 4.11　临床照片显示髌股关节明显磨损,在某些内侧 UKR 适应证中可以接受。

缺损(图 4.12),这就需要翻修假体,而不是简单的初次 TKR(图 4.3a,b)[35]。意识到 UKR 这些特殊挑战,术中假体对线避免了边缘负荷,高交联聚乙烯出现、改良固定型 UKR 锁定机制提高了 UKR 的生存率。因此,医生开始重新审视旧的 UKR 指征[36]。

由于生活习惯引起的生理性内翻发展成内侧间室 OA 的患者,将其机械性髋膝轴线矫正至 0° 是不可能的。因此,医生应该保留其 3° 或 4° 内翻角度。这样就更能恢复内侧副韧带自然张力,而患者术前由于磨损常常会出现内侧副韧带松弛。在固定型 UKR,聚乙烯的改变和交联聚乙烯的出现降低了聚乙烯磨损[37],容许年轻和活动量大的患者进行 UKR。因此,截骨术和 UKR 之间的平衡在改变,更多的医生选择 UKR 治疗截骨术适应证的年轻患者[38]。

关于体重、BMI、高龄的适应证也在出现变化[39]。在肥胖患者或老龄患者,若是手术操作恰当,UKR 并没有显示高的失败率,相反,UKR 手术创伤小、恢复快、疼痛缓解效果好[39]。瑞典关节登记中心[5]的证据并未显示这组患者具有更高的疾病进展和再手术率。因此,UKR 似乎更适合老龄患者。

虽然如上所述,ACL 功能完整被认为是活动型 UKR 的重要指征,但是越来越多的证据显示,ACL 松弛在膝关节稳定的患者并不是固定型 UKR 的禁忌证[33]。这是一个非常重要的发现,并不仅仅因为它是持续的争议,而是 ACL 缺陷的患者占了年轻适合

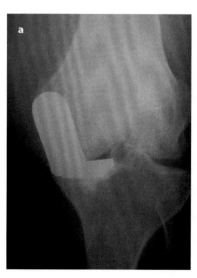
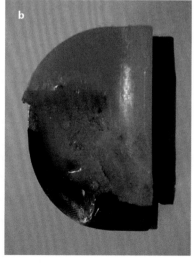

图 4.12　(a)X 线片显示 UKR 假体位置不良导致边缘负荷;(b)从 4.12a.患者取下的假体后 X 线片显示由于边缘负荷而引起的聚乙烯磨损。

UKR 患者的很大比例，这些患者由于损伤或半月板撕裂继发了 OA。很明显，只要术前膝关节功能稳定，ACL 完整与否的临床结果没有明显区别。理论上，这两组患者在膝关节运动学方面应该存在不同[40]，但是，随着新的、高交联聚乙烯抗剪切力的提高，这种差别可能只是存在技术层面了。存在症状性 ACL 不稳，UKR 联合 ACL 重建可以提供满意的效果[41]。偶尔，活动型 UKR 后出现功能性 ACL 不稳，对此可以进行二期 ACL 重建。

越来越多的证据显示，无症状性髌股关节改变不是内侧 UKR 的禁忌证[42]。Beard 等对活动型 UKR 临床随访结果显示，无症状性髌股关节改变不是内侧 UKR 的禁忌证[34]。因此，无症状的髌股关节改变不应再是活动型或固定型 UKR 的禁忌证。

4.5 外侧单髁表面置换

在过去，外侧间室表面置换很少进行，并且不适合非限制性活动型假体。最近，固定型外侧 UKR 数量在不断增加，并且结果良好[43]。适应证是孤立性外侧间室 OA，外翻畸形可矫正，没有固定屈曲畸形（图 4.13）。外翻畸形可继发髌骨轨迹不良，因此，医生术前需要确定髌股关节有无受累。患者术前若有外侧间室 OA 明确的原因，如外侧半月板全切术后、外侧股骨外髁发育不良，通常外侧 UKR 术后效果不错。术中需要避免矫正外翻过度，并且要注意假体在外侧间室的置放角度。从技术角度讲，外侧间室 UKR 更难一些，因为从外侧显露和安放假体都困难些。因此，建议医生在拥有足够的内侧 UKR 经验后再进行外侧 UKR。

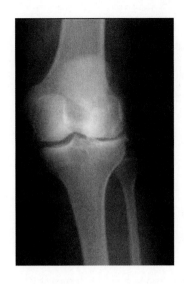

图 4.13 X 线片显示外侧间室骨关节炎，适用于外侧间室置换。

4.6 活动型还是固定型单髁置换

有很多文献报道活动型和固定型单髁置换都具有良好的长期结果[3,2]。其中一篇文献比较了活动型和固定型 UKR 治疗内侧间室病变，结果无明显差异[44]；选择活动型还是固定型 UKR，这主要取决于医生选择和培训。活动型 UKR 不适合外侧间室，因此医生在应用 UKR 处理内侧间室或外侧间室 OA 的时候，常会选择自己熟悉的固定平台系统，这样便于自己两侧都可以处理。

4.7 全膝关节置换

全膝关节置换具有很长的发展史，且具有良好的长期生存率[45]和确定的指征。三间室 OA、明显畸形、固定畸形的患者进行 TKR 可以获得良好的疼痛缓解和术后功能。当医生对截骨术或 UKR 适应证感到犹豫，或不熟悉前两者手术技术时，TKR 常成为他们的不二选择。然而，在活跃、年轻的患者人群，有很大比例主诉是膝前痛、上楼困难及无法参与社会活动[46]。医生可能感到TKR失败率低，但实际数据显示年轻患者TKR有很高的翻修率（图4.4）[5]，这也提示在高活动量的患者人群TKR手术效果不佳和假体失败率高[12]。早期结果显示，保留交叉韧带和最小干预的截骨术和UKR，比TKR更有优势，让患者获得更好的功能，与同年龄段的TKR患者配对研究结果类似[9]。

4.8 翻修术

在上述患者，医生必须明白他们可能还需要进行翻修术。TKR的翻修术随着使用特定的翻修假体，结果越来越好。然而，最近报道显示截骨术后TKR或UKR后TKR手术都具有更好的功能[7]。这就提示从长期结果来看，年轻的关节置换患者可能需要50年以上的使用年限，更倾向于创伤小的截骨术或UKR。在恰当选择患者的情况下更为适合，二者术后初始功能更佳，即使翻修为TKR，也类似初次TKR。

4.9 结论

在UKR，随着手术技术的提高、假体材料和设计的进步，适应证也在改变，尤其是在年轻、活跃的患者人群。专家们对这些患者实行UKR越来越有信心，因此也在放宽过去狭窄的适应证。外侧间室UKR的经验在逐渐增加，并取得不错的效果。随着截骨技术的精确和固定器械的改进，截骨术可以

满意治疗早期OA，尤其是保留软骨的患者。TKR仍是治疗晚期三间室疾病的首选方法，但是随着UKR和截骨术的增加，TKR可能越来越少地用于年轻、活跃的OA人群。

（张启栋 译　郭万首 审）

参考文献

1. Price AJ, Rees JL, Beard D, Juszczak E, Carter S, White S, de Steiger R, Dodd CA, Gibbons M, McLardy-Smith P, Goodfellow JW, Murray DW (2003) A mobile-bearing total knee prosthesis compared with a fixed-bearing prosthesis. A multicentre single-blind randomised controlled trial. J Bone Joint Surg Br 85(1):62-7
2. Deshmukh RV, Scott RD (2001) Unicompartmental knee arthroplasty: long-term results. Clin Orthop Relat Res 392:272-8
3. Pandit H, Jenkins C, Gill HS, Barker K, Dodd CA, Murray DW (2011) Minimally invasive Oxford phase 3 unicompartmental knee replacement: results of 1000 cases. J Bone Joint Surg Br 93(2):198-204
4. Schallberger A, Jacobi M, Wahl P, Maestretti G, Jakob RP (2011) High tibial valgus osteotomy in unicompartmental medial osteoarthritis of the knee: a retrospective follow-up study over 13-21 years. Knee Surg Sports Traumatol Arthrosc 19(1):122-7
5. Robertsson O, Ranstam J, Lidgren L (2006) Variation in outcome and ranking of hospitals: an analysis from the Swedish knee arthroplasty register. Acta Orthop 77(3):487-93
6. Coventry MB, Ilstrup DM, Wallrichs SL (1993) Proximal tibial osteotomy. A critical long-term study of eighty-seven cases. J Bone Joint Surg Am 75(2):196-201
7. Meding JB, Wing JT, Ritter MA (2011) Does high tibial osteotomy affect the success or survival of a total knee replacement? Clin Orthop Relat Res 469(7):1991-4
8. Gougoulias N, Khanna A, Maffulli N (2009) Sports activities after lower limb osteotomy. Br Med Bull 91:111-21
9. Willis-Owen CA, Brust K, Alsop H, Miraldo M, Cobb JP (2009) Unicondylar knee arthroplasty in the UK National Health Service: an analysis of candidacy, outcome and cost efficacy. Knee 16(6):473-8
10. Rajgopal V, Bourne RB, Chesworth BM, MacDonald SJ, McCalden RW, Rorabeck CH (2008) The impact of morbid obesity on patient outcomes after total knee arthroplasty. J Arthroplasty 23(6):795-800
11. Kurtz SM, Ong KL, Schmier J, Mowat F, Saleh K, Dybvik E, Kärrholm J, Garellick G, Havelin LI, Furnes O, Malchau H, Lau E (2007) Future clinical and economic impact of revision total hip and knee arthroplasty. J Bone Joint Surg Am 89 Suppl 3:144-

51

12. Abdelgaied A, Liu F, Brockett C, Jennings L, Fisher J, Jin Z (2011) Computational wear prediction of artificial knee joints based on a new wear law and formulation. J Biomech 44(6):1108-16

13. Jackson JP, Waugh W (1961) Tibial osteotomy for osteoarthritis of the knee. J Bone Joint Surg Br 43-B:746-51

14. Coventry MB (1965) Osteotomy of the Upper Portion of the Tibia for Degenerative Arthritis of the Knee. A Preliminary Report. J Bone Joint Surg Am 47:984-90

15. Shaw JA, Moulton MJ (1996) High tibial osteotomy: an operation based on a spurious mechanical concept. A theoretic treatise. Am J Orthop (Belle Mead NJ) 25:429-36

16. Brinkman JM, Lobenhoffer P, Agneskirchner JD, Staubli AE, Wymenga AB, van Heerwaarden RJ (2008) Osteotomies around the knee: patient selection, stability of fixation and bone healing in high tibial osteotomies. J Bone Joint Surg Br 90:1548-57

17. Amendola A, Bonasia DE (2010) Results of high tibial osteotomy: review of the literature. Int Orthop 34:155-60

18. Noyes FR, Barber SD, Simon R (1993) High tibial osteotomy and ligament reconstruction in varus angulated, anterior cruciate ligament-deficient knees. A two- to seven-year follow-up study. Am J Sports Med 21:2-12

19. Aqueskirchner JD, Bernau A, Burkart AC, Imhoff AB (2002) Knee instability and varus malangulation - Simultaneous cruciate ligament reconstruction and osteotomy (Indication, planning and operative technique, results). Z Orthop Ihre Grenzgeb 140:185-93

20. Rossi R, Bonasia DE, Amendola A (2011) The role of high tibial osteotomy in the varus knee. J Am Acad Orthop Surg 19:590-9

21. Lobenhoffer P, Agneskirchner JD (2003) Improvements in surgical technique of valgus high tibial osteotomy. Knee Surg Sports Traumatol Arthrosc 11:132-8

22. Stoffel K, Stachowiak G, Kuster M (2004) Open wedge high tibial osteotomy: biomechanical investigation of the modified Arthrex osteotomy plate (Puddu Plate) and the TomoFix Plate. Clin Biomech (Bristol, Avon) 19:944-50

23. Lobenhoffer P, Agneskirchner J, Zoch W (2004) Open valgus alignment osteotomy of the proximal tibia with fixation by medial plate fixator. Orthopade 33:153-60

24. Agneskirchner JD, Hurschler C, Wrann CD, Lobenhoffer P (2007) The effects of valgus medial opening wedge high tibial osteotomy on articular cartilage pressure of the knee: a biomechanical study. Arthroscopy 23:852-61

25. Scuderi GR, Windsor RE, Insall JN (1989) Observations on patellar height after proximal tibial osteotomy. J Bone Joint Surg Am 71:245-8

26. Paley D (2002) Principles of deformity correction. Springer, New York

27. Fujisawa Y, Masuhara K, Shiomi S (1979) The effect of high tibial osteotomy on osteoarthritis of the knee. An arthroscopic study of 54 knee joints. Orthop Clin North Am 10:585-608

28. Brinkman JM, Luites JW, Wymenga AB, Van Heerwaarden RJ (2008) Early full weight-bearing in medial opening wedge HTO using an angle stable implant is safe using RSA analysis of stability. ESSKA Congress

29. Brouwer RW, Bierma-Zeinstra SM, van Raaij TM, Verhaar JA (2006) Osteotomy for medial compartment arthritis of the knee using a closing wedge or an opening wedge controlled by a Puddu plate. A one-year randomised, controlled study. J Bone Joint Surg Br 88:1454-9

30. Smith TO, Sexton D, Mitchell P, Hing CB (2011) Opening- or closing-wedged high tibial osteotomy: a meta-analysis of clinical and radiological outcomes. Knee 18:361-8

31. A WD, Toksvig-Larsen S (2004) Cigarette smoking delays bone healing: a prospective study of 200 patients operated on by the hemicallotasis technique. Acta Orthop Scand 75:347-51

32. Meding JB, Keating EM, Ritter MA, Faris PM (2000) Total knee arthroplasty after high tibial osteotomy. A comparison study in patients who had bilateral total knee replacement. J Bone Joint Surg Am 82:1252-9

33. Engh GA, Ammeen D (2004) Is an intact anterior cruciate ligament needed in order to have a well-functioning unicondylar knee replacement? Clin Orthop Relat Res. Nov (428):170-3

34. Beard DJ, Pandit H, Gill HS, Hollinghurst D, Dodd CA, Murray DW (2007) The influence of the presence and severity of pre-existing patellofemoral degenerative changes on the outcome of the Oxford medial unicompartmental knee replacement. J BoneJoint Surg Br. Dec 89(12):1597-601

35. Böhm I, Landsiedl F (2000) Revision surgery after failed unicompartmental knee arthroplasty: a study of 35 cases. J Arthroplasty 15(8):982-9

36. Pandit H, Jenkins C, Gill HS, Smith G, Price AJ, Dodd CA, Murray DW (2011) Unnecessary contraindications for mobile-bearing unicompartmental kneereplacement. J Bone Joint Surg Br 93(5):622-8

37. Collier MB, Engh CA Jr, McAuley JP, Engh GA (2007) Factors associated with the loss of thickness of polyethylene tibial bearings after knee arthroplasty. J Bone Joint Surg Am 89(6):1306-14

38. Engh GA, McAuley JP (1999) Unicondylar arthroplasty: an option for high-demand patients with gonarthrosis. Instr Course Lect 48:143-8

39. Fuchs S, Rolauffs B, Plaumann T, Tibesku CO, Rosenbaum D (2005) Clinical and functional results after the rehabilitation period in minimally-invasive unicondylar knee arthroplasty patients. Knee Surg Sports Traumatol Arthros 13(3):179-86

40. Banks SA, Fregly BJ, Boniforti F, Reinschmidt C, Romagnoli S. Comparing in vivo kinematics of unicondylar and bi-unicondylar knee replacements (2005) Knee Surg Sports Traumatol Arthrosc 13(7):551-6

41. Krishnan SR, Randle R (2009) ACL reconstruction with unicondylar replacement in knee with functional instability and osteoarthritis. J Orthop Surg Res 4:43

42. Berend KR, Lombardi AV Jr, Adams JB (2007) Obesity, young age, patellofemoral disease, and anterior

knee pain: identifying the unicondylar arthroplasty patient in the United States. Orthopedics 30(5 Suppl):19-23

43. Argenson JN, Parratte S, Bertani A, Flecher X, Aubaniac JM (2008) Long-term results with a lateral unicondylar replacement. Clin Orthop Relat Res 466(11):2686-93

44. Li MG, Yao F, Joss B, Ioppolo J, Nivbrant B, Wood D (2006) Mobile vs. fixed bearing unicondylar knee arthroplasty: A randomized study on short term clinical outcomes and knee kinematics. Knee 13(5):365-70

45. Bisschop R, Brouwer RW, Van Raay JJ (2010) Total knee arthroplasty in younger patients: a 13-year follow-up study. Orthopedics 33(12)

46. Diduch DR, Insall JN, Scott WN, Scuderi GR, Font-Rodriguez D (1997) Total knee replacement in young, active patients. Long-term follow-up and functional outcome. J Bone Joint Surg Am 79(4):575-82

第 5 章

UKR 手术技术：经验和教训

Norberto Confalonieri，Alfonso Manzotti

5.1 引言

在开始本章节之前有必要做一个免责声明：我不是膝关节专科医生，膝关节外科也不是我临床经验中最重要和常见的部分。我既不是 UKR 的设计者，也没有在假体植入过程中获益。因为对某些狂热追捧 UKR 的膝关节外科医生来说，最大的错误是将 UKR 的适应证扩大来取得积极的结果，但对于普通医生来说，这种结果却不可复制[1-3]。同样，有些发明新的设计及型号的外科医生常夸大其良好的结果[4-8]。然而，我坚信只要把握好手术适应证及遵循某些手术技术基本原则，绝大部分外科医生都会获得良好的结果。

自 1988 年至今，我给超过 1400 名患者使用了 UKR 假体[9]。我几乎使用了市场上所有类型的假体，试图获得一种最好的方式来改善大部分患者的结果，并且来推断少数失败患者的错误原因。即使当我使用了计算机辅助手术软件，我的首要目的也是将手术过程变得简单和具有可重复性[10]。本书中所写的一些内容仍存在激烈的争论，尽管所有的规则没有达到完全一致，但是我希望读者在阅读本书时候可以结合自己的经验做出正确选择。

5.2 UKR 手术原则

首先，我认为行 UKR 手术时要考虑的原则有选择患者、假体设计及手术技术。

5.2.1 选择患者

本书中的患者为不同严重程度的膝关节内外侧间室骨性关节炎[11]。通常情况下，该疾病是由于先天形态或者创伤导致的关节软骨磨损，伴有机械轴的偏移。首先，必须对患者进行检查以明确是单间室还是全间室的问题。我们通常采用"手指实验"：让患者以一手指指出疼痛的部位，假若只是单间室疼痛，并且临床检查阳性，问题就出在那个间室，并且 UKR 可以解决问题。我们主要的目的是去除疼痛，如果能获得更好的关节功能和力线，为什么不选择假体植入呢？但是应该牢记：患者没有疼痛就不要进行关节置换！

5.2.2 假体设计

植入假体时,必须创造关节间隙。你必须熟悉假体和试模的厚度。实际上,胫骨假体的安装几乎是大同小异的[12,13]。股骨假体有两种类型,一种是表面置换,仅切除软骨和少量骨质,另一种假体需要股骨截骨与假体的厚度相称,它需要的截骨与假体的厚度相等,这对于胫骨的截骨很重要。使用表面置换时你可以考虑股骨假体的厚度,比如对于 4.5 mm 的厚度,股骨截了 2 mm 的软骨与骨,那么股骨突出 2.5 mm,胫骨可以再截 2 mm。对于另一种,这是不可能的,在胫骨截骨时需要考虑纠正整个下肢的畸形。因此,对于严重的下肢力线偏移的患者使用上述假体时,你需要知道胫骨假体的最大厚度,因为它不足以纠正关节炎患者的畸形。例如,对于一个 15° 内翻畸形的膝关节,胫骨假体的最大厚度为 11 mm(最小厚度为 7 mm)。如果使用股骨截骨的假体,除非采用股骨远端截骨,否则即使没有进行胫骨截骨,仍会残留 4° 内翻,然而这仅对于某些假体是可行的。

看起来残留内翻畸形貌似合理且符合生理特点,然而这仍然存在争论。关于这种畸形是否应该完全纠正仍然没有确切的应对措施。

5.3 手术技术

手术技术包括以下 5 步:矫正计划,最小量的截骨,软组织平衡,胫骨截骨,股骨截骨。

5.3.1 矫正计划

一个不争的事实是,假体的厚度可根据获得的关节间隙改变膝关节的轴线。如果关节间隙过紧,最小楔入厚度也会变小,那么膝关节机械轴线将会矫枉过正。如果关节间隙过宽,胫骨假体的厚度将决定机械轴。我们引出一个名为"胫骨最小截骨量"(MBC)的简单定律,即为了很好地支撑假体,胫骨平台截骨应该最小化。我们的公式是:假体最小厚度(TP)−角度畸形(AD)=胫骨最小截骨量(MBC)。

例如,对于一个内翻 8° 的膝关节,表面置换的假体包括 4.5 mm 的股骨假体和 7 mm 的胫骨假体(总共 11.5 mm),因此需要截骨 11.5−8=3.5 mm。对于表面置换,也可以进行股骨截骨。如果股骨截骨 2 mm,股骨将有 2.5 mm 突出;胫骨只能截 1 mm(3.5−2.5=1 mm)来达到最小的关节间隙以植入假体,从而将轴线调整到 0°。很明显,如果要矫正不足,可以增加股骨截骨量或者减少胫骨截骨量。采用这个概念后,计算机导航可以更好地了解这个过程(图 5.1)。

如果采用股骨截骨型假体需要考虑股骨假体的厚度,因为截骨量需要与股骨假体一致,因此只有胫骨假体厚度可供选择:最小 7 mm,最大 11 mm。很显然必须增加胫骨假体的厚度,因为 7−8=−1。尽管只截了 1 mm,关节间隙变成 9 mm,因此可以安装 9 mm 的胫骨假体(公式变成 9 mm−8°=1 mm)。如果想要不完全纠正,使用最薄的胫骨假体可达到 2° 内翻(9 mm−7 mm=2°)。听起来复杂,其实只是个人习惯。

有时候数据会不匹配,要么是由于错误的正位 X 线片导致的畸形角度的错误,要么是由于错误的截骨,经常在安装假体过程中会遇到一些问题。经验和计算机可以帮助我们做出最好的截骨选择(图 5.2)。然而为

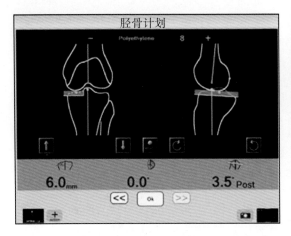

图 5.1　在计算机导航的辅助下既实现了胫骨的最小截骨,又产生了完美的机械轴。

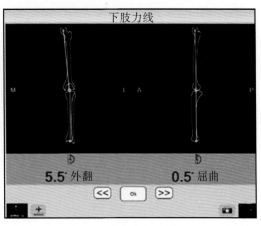

图 5.2　确定下肢机械轴。

何会有人想不全矫正?不全矫正的度数是多大?为何采用胫骨高位截骨术治疗内翻膝中会推荐轻度矫枉过正?

这些问题目前仍无明确答案。我长期随访的经验是机械轴接近 0°最好[14,15]。UKR 的生存率与 TKR 相仿,在大部分情况下,它失败的原因是胫骨假体的下骨的塌陷,仅有少数是由于另一间室骨关节炎的加重[1-3,14,15]。因此,假体部分负荷的压力越大,假体下骨承受的压力也越大。同样地,转移到另一间室的压力越大,越能缓解病侧间室和软组织的压力,关节功能也越好[16-18]。仅仅追求形态结构的精准是危险的,因为先天畸形可能是关节炎疾病的病因。综合考虑对侧膝关节的体格检查、病史、计算机平台行走位置分析(baropodometric 试验和步态分析),再决定最终的手术方案[19-22]。

5.3.2 手术技术

患者取仰卧位,屈曲膝关节至 90°并且对大腿止血带充气以避免伸膝装置的紧张,在屈膝时需稳定足部。大腿外侧给予固定支持,关节活动范围:屈伸和内外旋均可。

— 对于内翻膝:前内侧的皮肤切口不应超过 10 cm,切口起自髌骨的上极至胫骨边缘下 2 cm 靠近胫骨结节。

— 对于外翻膝:采用中间皮肤切口,起自髌骨上极至胫骨结节。切开外侧关节囊,也可以采用股四头肌腱切断技术,利用"滑动皮肤窗口"法延长手术入路。

然而,值得注意的是,微创手术指的不是小切口,而是对皮下组织减少创伤,这对于关节功能十分重要。美观的手术瘢痕有时候取决于手术缝合。

对于使用计算机的医生,请记住以下几点:

— 承载传感器的坚硬的螺钉或导航参考针固定在股骨和胫骨的手术切口以外。

— 记录髋、膝、踝的旋转中心。

— 掌握胫骨结节、胫骨平台、股骨髁、胫骨后倾等解剖标志。

— 证实轴线畸形角度和可调整的范围

（软组织张力）。

在所有病例中都要考虑上述情况。

5.3.2.1 软组织平衡

考虑软组织平衡：最小的松解可以获得轴线矫正。对于畸形大于 10° 的膝关节，松解软组织也有助于松解膝关节。

5.3.2.2 胫骨截骨

我们建议胫骨前方截骨应垂直于胫骨机械轴。如果胫骨近端髁内翻畸形大于 5°，我们推荐在 UKR 的同时联合外翻截骨。但是应该截多少？请遵循 MBC 原则，必要时可以再次截骨。我们应该如何截骨？

- 内翻膝：垂直截骨，保持摆锯靠近 A-CL，平行于股骨髁。水平截骨，与机械轴保持垂直。
- 外翻膝：垂直截骨，内倾起点紧贴 A-CL 前方和股骨髁交接处，在前方开口，这样可以避免伸膝时股骨假体和胫骨棘发生撞击，因"锁扣机制"使胫骨发生过伸。水平截骨，使用往复锯，垂直轴线截骨（图 5.3）。

胫骨后倾如何处理？固定两条交叉韧带，关节间隙在屈伸时候不等，通常在屈曲时变窄[12,23,24]。我们的目标是达到膝关节屈伸间隙平衡（图 5.4）。这可以通过调整后倾或股骨前后髁截骨达到。众所周知，膝关节两个间室解剖结构和活动各不相同[20-22,25,26]。内侧平台是带有一定后倾角度的凹面，这有利于屈曲时股骨的滚动，后方的屈曲半径较大。不同的偏心距在半月板的作用下稳定和平衡。相反，外侧胫骨平台是凸面，这有利于股骨髁的后滚，当股骨后髁屈曲时，半月板同样具有保护其稳定、限制其过屈的作用[19-22,25,26]。切除半月板后，必须考虑减少股骨的滚动，另一方面，不能消除后倾，否则在假体后方产生应力可导致假体向前偏移（前倾）[24]。另外，关节的炎性疾病增加了股骨髁的磨损，前髁重于后髁，加重了关节间隙的问题。因此必须采取折衷的办法。对于内侧间室，可以通过侧位 X 线片或者计算机导航了解自然后倾角度，我们认为将后倾角度控制在 0°~7° 最接近生理状态，不可超过 7° 以避免屈膝时 ACL 过紧。在这一点，可以采用试模或者计算机传感器测量屈伸间隙，相同厚度的试模必须在屈曲和伸直时都能够同时不费力地插入或拔出，否则将屈伸不平

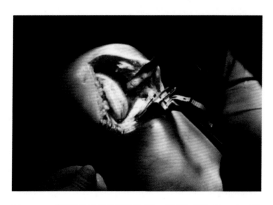

图 5.3 牵开髌骨行胫骨截骨。可见完整的 ACL 远端部分。

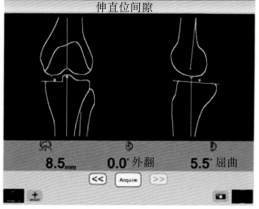

图 5.4 伸直位测量膝关节间隙。

衡，通常是屈曲不平衡，这必须纠正。以下几种方法增加关节间隙：截骨导向器增加胫骨后倾，股骨远端截骨导向器的特殊垫片减少伸直间隙，减少截骨量（垫片，图 5.5），采用股骨前后方厚度不同的假体试模等。如果采用股骨表面置换，股骨后方可以多截骨。

当然，此时计算机可以帮助你给出差异的准确测量数据。由于股骨髁发育不良所致的膝外翻畸形，使得外侧的测量很难执行。如果采用股骨表面置换，就变得更容易处理。仅仅切除软骨，可以使用多种厚度的假体，后方截骨需依据假体的厚度。使用股骨截骨假体时需要小心，可能会出现间隙平衡困难。同样，外侧的后倾必须接近 0°，以允许股骨髁的后滚，而且，可以选择更厚的胫骨假体，这样可以膝关节正常形态不至于过多抬高关节线。否则，股骨前髁的磨损重于后方，这会加速骨关节炎的进程，这种情况不易处理。必须选择可以保留更多骨量的远端前方截骨垫片。然而，股骨远端截骨最多为 3 mm（垫片的最大厚度），因此，对于一个严重的外翻膝（例如大于 15°），我们推荐采用全膝关节置换或者单髁置换。例如，18°外翻，如果使用股骨远端 3 mm 假体，公式如

下：14 mm（股骨 3 mm+胫骨最大厚度11 mm）–18°=–4 mm。因此，胫骨正常只截 1 mm，可残留 5°外翻(4+1)。

5.3.2.3 股骨截骨

股骨截骨技术和工具分为两组：一组涉及连接到胫骨上的股骨截骨；一组不涉及胫骨。我们的目标是一致的，将股骨假体垂直置于胫骨截骨面从而提供更多表面接触，避免局部磨损。如果使用胫骨联合截骨导板，截骨过程是固定的（图 5.6），在屈伸时使用导板同时对前方和后方截骨来纠正关节炎畸形，否则，股骨假体很难与下肢力线垂直（图 5.7 和图 5.8）。这是为了获得支撑应力的最大假体区域。

如果使用自由导板，需要用股骨髓内设备或计算机以确保股骨假体垂直于机械轴。但是，股骨假体不需要垂直于胫骨假体。因此，这类假体的设计对于曲度或者导板（滚动）有更好的包容性，这使得单半径曲度的股骨髁采用活动平台后更加平滑。当胫骨和股骨假体互相垂直并且与机械轴线垂直时，下肢畸形在屈曲和伸直时得到矫正和平衡（图 5.9 和图 5.10）。

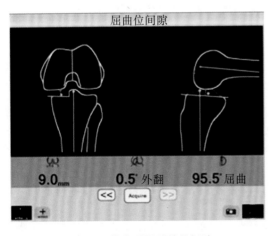

图 5.5 屈曲位测量膝关节间隙。

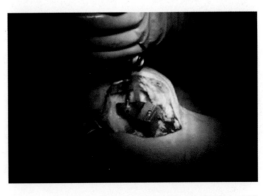

图 5.6 伸直位，截骨导板与胫骨相连行股骨远端截骨。

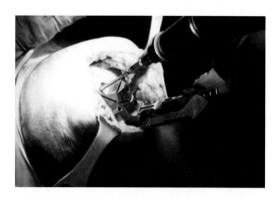

图 5.7　屈曲位，间隔器支撑下股骨导板下行股骨截骨。

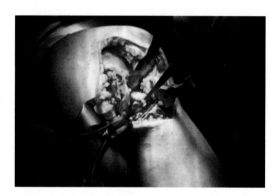

图 5.8　胫骨截骨端的准备。

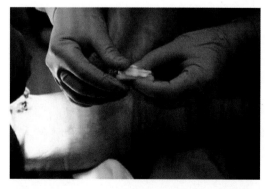

图 5.9　植入骨水泥：聚乙烯垫片和胫骨金属底座准确安装，避免骨水泥的碎裂或金属底座的脱位。

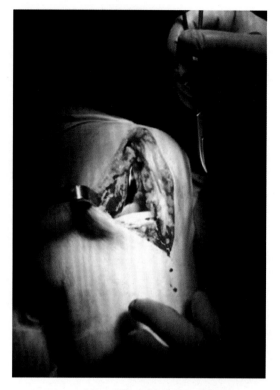

图 5.10　对植入的各假体元件做最终检查。

（李杰　译　曾意荣　审）

参考文献

1. Newman JH, Ackroyd CE, Shah NA (2001) Unicompartmental or total knee replacement? J Bone Joint Surg 80-B:862-865

2. Newman J, Pydisetty RV, Ackroyd C (2009) Unicompartmental or total knee replacement: the 15-year results of a prospective randomised controlled trial. J Bone Joint Surg Br 91(1):52-7

3. Swienckowski JJ, Pennington DW (2004) Unicompartmental knee arthroplasty in patients sixty years of age or younger. J Bone Joint Surg 86-A Suppl 1(Pt 2):131-42

4. Hanssen AD, Dorr LD, Kurosaka M, Maloney WJ, Romagnoli S, Ranawat CS (2002) Case challenges in knee surgery: what would you do? J Arthroplasty 17(4 Suppl 1):83-9

5. Pandit H, Van Duren BH, Gallagher JA, Beard DJ, Dodd CA, Gill HS, Murray DW (2008) Combined anterior cruciate reconstruction and Oxford unicompartmental knee arthroplasty: in vivo kinematics. Knee 15(2):101-6

6. Heyse TJ, Khefacha A, Peersman G, Cartier P (2011) Survivorship of UKA in the middle-aged. Knee 29 [Epub ahead of print]

7. Heyse TJ, Khefacha A, Fuchs-Winkelmann S, Cartier P (2011) UKA after spontaneous osteonecrosis of the knee: a retrospective analysis. Arch Orthop Trauma

Surg 131(5):613-7

8. Repicci JA (2003) Mini-invasive knee unicompartmental arthroplasty: bone-sparing technique. Surg Technol Int 11:282

9. Confalonieri N, Manzotti A, Pullen C (2007) Navigated shorter incision or smaller implant in knee arthritis? Clin Orthop Relat Res 463:63-7

10. Confalonieri N, Manzotti A, Montironi F, Pullen C (2008) Tissue sparing surgery in knee reconstruction: unicompartmental (UKA), patellofemoral (PFA), UKA + PFA, bi-unicompartmental (Bi-UKA) arthroplasties. J Orthop Traumatol 9(3):171-7

11. Kozinn SC, Scott R (1989) Unicondylar knee arthroplasty. J Bone Joint Surg 71A(1):145-50

12. Assor M, Aubaniac JM (2006) Influence of rotatory malposition of femoral implant in failure of unicompartmental medial knee prosthesis. Rev Chir Orthop Reparatrice Appar Mot 92(5):473-84

13. Hopkins AR, New AM, Rodriguez-y-Baena F, Taylor M (2010) Finite element analysis of unicompartmental knee arthroplasty. Med Eng Phys 32(1):14-2

14. Jeffery RS, Morris RW, Denham RA (1991) Coronal alignment after total knee replacement. J Bone Joint Surg Br 73(5):709-14

15. Fehring TK, Odum S, Griffin WL, Mason JB, Nadaud M (2001) Early failures in total knee arthroplasty. Clin Orthop Relat Res (392):315-8

16. Choong PF, Dowsey MM (2011)Update in surgery for osteoarthritis of the knee. Int J Rheum Dis 14(2):167-74

17. Dieppe P, Lim K, Lohmander S (2011) Who should have knee joint replacement surgery for osteoarthritis? Int J Rheum Dis 14(2):175-80

18. Chapple CM, Nicholson H, Baxter GD, Abbott JH (2011) Patient characteristics that predict progression of knee osteoarthritis: a systematic review of prognostic studies. Arthritis Care Res 63(8):1115-25

19. Telli S, Pinskerova V (2002) The shapes of the tibial and femoral articular surfaces in relation to tibiofemoral movement. J Bone Joint Surg Br 84(4):607-13

20. Lankester BJ, Cottam HL, Pinskerova V, Eldridge JD, Freeman MA (2008) Variation in the anatomy of the tibial plateau: a possible factor in the development of anteromedial osteoarthritis of the knee. J Bone Joint Surg Br 90(3):330-3

21. Pinskerova V, Samuelson KM, Stammers J, Maruthainar K, Sosna A, Freeman MA (2009) The knee in full flexion: an anatomical study. J Bone Joint Surg Br 91(6):830-4

22. Freeman MA, Pinskerova V (2005) The movement of the normal tibio-femoral joint. J Biomech 38(2):197-208

23. Amis AA, Senavongse W, Darcy P (2005) Biomechanics of patellofemoral joint prostheses. Clin Orthop Relat Res (436):20-9

24. Hernigou P, Deschamps G (2004) Posterior slope of the tibial implant and the outcome of unicompartmental knee arthroplasty. J Bone Joint Surg Am 86-A(3):506-11

25. Iwaki H, Pinskerova V, Freeman MA (2000) Tibiofemoral movement 1: the shapes and relative movements of the femur and tibia in the unloaded cadaver knee. J Bone Joint Surg Br 82(8):1189-95

26. Hill PF, Vedi V, Williams A, Iwaki H, Pinskerova V, Freeman MA (2000) Tibiofemoral movement 2: the loaded and unloaded living knee studied by MRI. J Bone Joint Surg Br 82(8):1196-8

27. Møller JT, Weeth RE, Keller JO, Nielsen S (1985) Unicompartmental arthroplasty of the knee. Cadaver study of the importance of the anterior cruciate ligament. Acta Orthop Scand 56(2):120-3

28. Dennis D, Komistek R, Scuderi G, Argenson JN, Insall J, Mahfouz M, Aubaniac JM, Haas B (2001) In vivo three-dimensional determination of kinematics for subjects with a normal knee or a unicompartmental or total knee replacement. J Bone Joint Surg Am 83-A Suppl 2 Pt 2:104-15

29. Argenson JN, Komistek RD, Aubaniac JM, Dennis DA, Northcut EJ, Anderson DT, Agostini S (2002) In vivo determination of knee kinematics for subjects implanted with a unicompartmental arthroplasty. J Arthroplasty 17(8):1049-54

第6章

活动型假体单间室膝关节置换术：长期结果

Hemant G. Pandit, David W. Murray, Christopher A.F. Dodd

6.1 引言

1991 年，White 等描述了膝关节前内侧骨关节炎这种独特的膝关节病变情况[1]，它是单间室膝关节置换术（UKA）的理想适应证之一。在此病变中，内侧间室软骨磨损通常始于胫骨平台前半部分，而后方 1/3 的软骨得以保留（图 6.1）。

股骨髁远端存在相应损伤。膝关节伸直时，股骨髁位于胫骨平台缺损之内，造成了一种可在屈膝状态下得以矫正的内翻畸形，这是因为股骨远端后髁上所保留的软骨与胫骨平台后方完整的软骨相接触所致。在这些情况下，内侧副韧带无短缩（图 6.2），在膝关节近乎伸直并施以外翻应力时，内翻畸形仍可被矫正。

前交叉韧带（ACL）也常常得以保留，这些结构的保留有助于阻止膝关节其他间室 OA 的进展。在一些中心的膝关节置换病例中，这种类型的 OA 占所有膝关节骨关节炎的 1/3。

UKA 是一种被广泛接受的前内侧 OA

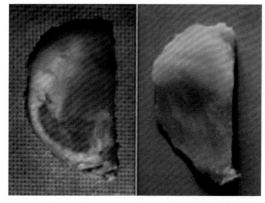

图 6.1　典型的胫骨平台标本证实了胫骨平台前半部分存在软骨磨损。

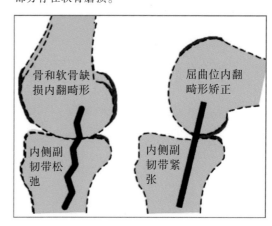

图 6.2　膝关节伸直与屈曲时的股骨活动情况。当患者屈膝时，胫骨平台后方完整的软骨可使股骨移出缺损处。

治疗方法，因为与全膝关节置换相比，它具有许多优势，包括围术期失血较少、感染风险较小、恢复期较短、活动范围较大以及并发症和死亡率较低。由于保留了交叉韧带，单间室置换可使膝关节功能恢复至接近正常。膝关节感觉更接近正常状态，疼痛缓解与 TKA 效果相当或优于 TKA。

本章以牛津膝关节假体（Biomet Europe）作为参考，介绍了行 UKA 患者的长期效果。下文概述了它独特的设计特点，以及用于描述这些患者的长期效果和结果数据的方法。

6.2 假体设计

牛津膝关节假体（图 6.3）是经 FDA 批准的唯一一款全匹配活动平台型 UKA 假体。它具有一个球形股骨假体和一个平展的胫骨假体（均由钴铬合金所制）。非限制性活动平台衬垫位于上述两个假体之间，衬垫上表面是与股骨相匹配的球形凹面，而衬垫下表面是与胫骨相匹配的平面。活动平台在所

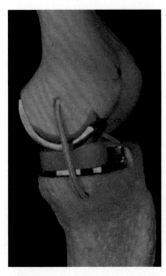

图 6.3　牛津膝关节假体。

有膝关节屈曲位置中都是匹配的。

因此，接触面积很大（约 6 cm²），而接触压力很小。这种类型的关节匹配对关节活动无限制性，可使聚乙烯磨损减少至极低水平。体内和体外试验均证实了这一点。

在所回收的活动平台的体外试验中，数据显示平均线性磨损率（上、下关节面，包括后方磨损）为 0.03 mm/年，若膝关节功能正常而无撞击，磨损率甚至更低（0.01 mm/年）。此外，与植入较厚假体相比，植入较薄假体（3.5 mm）的磨损率更小。由于可保留骨量，使用薄的聚乙烯衬垫是有益的，特别是对于年轻和活动量需求高的患者。

在 Kendrick 等进行的一项体内试验中，他们采用基于模型的 X 线立体测量分析方法，测量了 13 例牛津膝关节假体在术后平均 20.9 年（17.2~25.9 年）的活动平台上、下表面的总磨损量。聚乙烯衬垫的平均线性磨损量为 1.04 mm（0.307~2.15），平均年磨损率为 0.045 mm/年（0.016~0.099）。

6.3 牛津膝关节假体的各个发展阶段

第一代（1976 年），使用截骨板和锯片清除股骨表面的棱角骨质以匹配金属股骨假体的非关节面。然而，这没有考虑到精准的韧带平衡（屈曲/伸展间隙），偶尔会出现衬垫脱位的问题。

第二代（1986 年）介绍了一种处理此问题的球形研磨工具。由于股骨假体内面转变成球形凹面，因此使用旋转研磨工具（环绕在中心栓柱周围）以处理股骨表面。通过增加股骨远端表面 1 mm 研磨以实现精准的

软组织平衡。

1998年介绍的第三代假体设计提供了全新的手术器械和更丰富的假体型号,这些有助于小切口完成假体移植(微创手术入路)。虽然牛津膝关节假体是同类型假体中的首款假体,但近来出现了一些基于相似原理的其他活动平台型假体。在股骨假体形状方面,AMC 膝关节假体(Uniglide)有别于牛津膝关节假体。在膝关节屈曲超过45°时,AMC 股骨假体的半径是恒定的,但当它朝向股骨髁后方位置时,半径将减小,这会影响到膝关节的运动学性能。牛津膝关节假体不存在此问题,其股骨假体的曲率半径始终保持不变。许多研究证实,植入牛津膝关节假体后,膝关节的运动学性能接近恢复正常[3,4]。AMC Uniglide 假体植入后效果的相关报道较少。

LCS 活动平台型假体是另一类活动平台型 UKA 假体。这类假体采用了多半径股骨假体,与中央凹陷的聚乙烯衬垫(在金属胫骨托上的轨道中前、后滑动)相匹配。多半径的关节匹配属性意味着屈膝超过30°后,关节匹配性将消失;当屈膝超过此度数时,此假体将转变成固定平台型假体。衬垫活动与轨道之间的损坏情况更多见,这是矛盾所在,事实上,许多假体出现卡塞和失败。因此,可反复活动的 LCS UKA 假体不再被使用。

6.4 长期效果

原则上,长期效果应反映出所有接受同一种特定手术的患者所使用假体的整个生存时间的结果,换言之,随访终点应是患者死亡或者假体被翻修。此方法显然不现实,

居其次的最好评估方法是对真实长期结果的预测。完成预测的最好方法是生存率分析,它被广泛运用于报道关节置换的长期结果。生存率分析可根据一系列手术(随访时间可能不同,但为了达到分析的目的,所有手术均被假设在同一时间完成)的结果以预测假体的失败率。生存率分析从发生于不同时间段的失败事件中计算出累积生存率。生存率分析常常被用于判定使用同一系列假体患者的结果,或用于研究和比较使用不同假体的更大数量人群的结果(如国家关节注册系统)。据大多数生存率研究报道,翻修(任何原因所致)是主要的研究终点。它可进一步改良以区分因各种原因而施行的翻修,比如区分无菌性松动(常见于美国文献报道)与感染继发失败,还可区分翻修使用的假体类型等。可采用寿命表法或者 Kaplan-Meier 法完成生存分析。

无论采取哪种方法,我们必须明白所报道数据相关的一些特征。生存数据是累积的,可预测长期随访的预期失败率,可降低对大量假体达到长期随访终点的需求。然而,我们必须知道每一时间节点的假体存活数,因为如果当假体存活数减少至15以下,将难以解释数据。随访缺失也很重要,研究应提及最差情况和最佳情况分析。

活动平台型 UKA 的长期结果主要来源于3个方面:队列研究、前瞻性试验和关节置换注册中心(地区的或国家的)。

6.5 队列研究

Khanna 和 Levy 概述与比较了包含2847名患者的17项已发表的临床研究。随

访时间为 2~22 年，期间假体相关失败数为
77(2.7%)[5]。生存率为 84.0%(10 年)~100%
(10 年)，大多数研究的生存率为>94%。

　　队列研究通常是基于由同一位手术医
生或一组手术医生(常来自同一单位)所治
疗病例的观察结果。队列研究的优点是每组
患者的随访很详细，常常可完成近乎完整的
随访。手术指征、手术技术和术后康复趋于
标准化。然而，研究的患者总数常较小，其中
可能包含随访不连续病例以及排除病例。此
外，这些研究对偏倚持开放态度(因为它们
通常是由研究设计者或研究爱好者所报
道)，以至于研究结果可能无法代表整体关
节置换手术的假体生存结果。尽管如此，这
些队列研究提供了有关手术干预成功或失
败的重要信息，常被当作最佳情况分析。

　　9 项研究报道了牛津膝关节假体的 10
年随访结果，生存率高低差距较大(表 6.1)。
在 9 项研究中，有 6 项研究的 10 年累积生
存率为 94%以上，另外 3 项研究的累积生存
率为 85%以下。Murray 等[6]报道了第一和第
二代牛津膝关节假体的 10 年最差累积生存
率为 97%(置信区间 CI:93%~100%)。在该
研究病例中，随访 10 年的膝关节假体存活

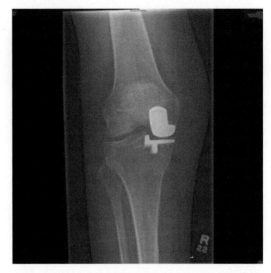

图 6.4　X 线片示术后 12 年第三代牛津膝关节假
体在位情况。

数为 44 例，无因聚乙烯磨损或胫骨假体无
菌性松动所致的失败病例。Pandit 等[7]报道
了包含1000 例膝关节的第三代牛津膝关节
假体的 10 年生存率为 96%(10 年随访风险
数:121)(图 6.4)。

　　Rajasekhar 等[8]获得相似结果，第二代
牛津膝关节假体 10 年累积生存率为 94%；
而 Keyes 等[9]报道了他们完成的最初 40 例
第三代牛津膝关节单髁置换获得了很好的
效果，该研究的平均随访时间为 7.5 年，10

表 6.1　10年生存率研究概述

年份	作者	假体	例数	平均年龄（岁）	平均随访(率)（范围）	生存率(%)（95%CI）
1998	Murray 等[6]	第一和第二代	144	71(35~91)	7.6(6~14)	97(93~100)
1999	Kumar 和 Fiddian[12]	第二代	100	71	5.6(1~11)	85(78~92)
2001	Svard 和 Price[10]	第一和第二代	124	70(51~86)	12.5(10.1~15.6)	95
2002	Emerson 等[14]	第二代	50	64	6.8(2~13)	92
2004	Keyes 等[9]	第二代	40	68(40~80)	7.5(6~10)	100
2004	Rajasekhar 等[8]	第二代	135	72(53~88)	5.8(2~12)	94(84~97)
2006	Vorlat 等[13]	第二代	141	66(46~89)	5.5(1~10)	82(SE 6.9)
2009	Mercier 等[11]	第三代	43	69(47~86)	14.9	75
2011	Pandit 等[7]	第三代	1000	66(32~87)	5.6(1~11)	96

表 6.2　20年随访研究概述

年份	作者	假体	例数	平均年龄（岁）	20 年生存率%（95%CI）	16 年生存率%（95%CI）
2010	Price 和 Svard[16]	第一、二、三代	683	69.7	92.1(+33.2)	97(93~100)
2010	Barrington 和 Emerson[17]	第二代	54	64	94(-)	85(78~92)

年生存率为 100%，无患者失访。在另一项包含 124 名患者的第一代和第二代牛津膝关节假体研究中[10]，Svard 和 Price 报道其 10 年累积生存率为 95%。

Mercier 等[11]报道其研究的总体生存率为 74.7%。他们特别强调了其研究的入选标准较广，包括 ACL 功能不全和炎症性膝关节置换（两者均不是 UKA 的理想适应证）。如果将这些病例剔除，10 年生存率>85%。在一项相似的研究中，Kumar 和 Fiddian 报道 10 年生存率为 85%(CI：78%~92%，平均随访时间为 5.6 年)[12]。他们也强调了炎症性膝关节不是 UKA 的良好适应证。Vorlat 等研究了胫骨高位截骨(HTO)手术史对牛津膝关节单髁置换效果的影响[13]，其 10 年总体累积生存率为 82%，然而，在 8 位曾行 HTO 的 UKA 患者中，4 位患者发生失败。

2002 年，Emerson 等比较了 51 例固定平台型 UKA 与 50 例活动平台型 UKA 的效果。基于假体松动和翻修的生存率分析显示，固定平台型 UKA 的 11 年生存率为 93%，活动平台型 UKA(牛津膝关节假体)的 11 年生存率为 99%。活动平台型假体组无胫骨假体失败病例，相反，在固定平台型假体组，8 例失败 UKA 中的 6 例失败原因为胫骨假体失败。此研究组的病例是牛津膝关节假体引进美国的一项研究的部分病例[14]。该研究运用的手术技术包括了对内侧副韧带(MCL)的轻微松解，这可引起活动平台型假体组病例的外侧间室骨性关节炎进展，增

加假体失败的风险(n=4)。

这最后 4 篇文献表明了适应证选择和手术技术对手术效果的重要性，扩大适应证不利于手术效果。

6.6 20 年的研究

Price 和 Svard 报道了他们 10 年随访研究的后续结果，随访时间为 15 年(表 6.2)[15,16]。他们的研究包括了所有病例，即不存在失访病例。683 例膝关节的 20 年总体累积生存率为 92%。导致翻修的最常见原因是外侧间室骨性关节炎进展，虽然在超过 20 年的随访中，仅有 10 位患者(1.5%)发生此情况。此研究也强调了遵循良好适应证、排除 HTO 手术史和 ACL 功能不全病例的重要性，因为纳入这些病例将使生存率降低至 71%。此项 20 年随访研究的另一有趣特点是，第二个 10 年的失败病例数相对更少。对于所有这些病例，感染和脱位是 UKA 术后的主要早期并发症，而外侧间室骨性关节炎和松动是最主要的中期失败原因。据 Price 和 Svard 报道，第二个 10 年无因聚乙烯磨损所致失败病例，这表明减少接触应力的假体设计体征在至少 20 年内可有效预防磨损失败。Barrington 和 Emerson 也报道了牛津膝关节假体的 20 年生存率为 94%，且无因活动平台衬垫脱位、胫骨假体下沉或聚乙烯磨损翻修病例(表 6.2)[17]。他们还报道了牛

津膝关节假体的良好功能评分:平均美国膝关节协会评分由术前 47 分提高至术后 94 分。

在对少数报道了长期临床结果的研究的评估中，由于没有采用统一的评估标准，使得难以做出具有推广性的结论。然而，最常见的研究主题是临床评分在术后第一年内明显改善，并在之后的随访中几乎保持不变。Price 和 Svard 以及 Pandit 等的长期研究结果表明，临床评分显著提高后不会随时间进展而降低。患者术后 10 年的功能与术后 1 年的功能一样良好。

6.7 随机对照试验

假体或手术技术的前瞻性随机对照研究解决了队列研究的许多缺陷，但这些研究相对少见且更难执行。通常，这反映出了研究机构的经费水平和架构复杂性，以及对研究的执行能力。虽然缺乏活动平台型 UKA 的 10 年累积翻修率的随机对照研究，但是一旦具备条件，随机对照研究将提供比队列研究更好的定性数据。

6.8 关节注册系统

国家关节注册系统的主要功能基于大样本研究人群评估治疗方案的有效性。系统数据可提供具代表性临床应用而无固有偏倚的队列研究，还可比较不同设计假体的临床结果。因此，注册系统常以翻修作为失败标志，以累积翻修率作为比较不同假体的指标。当把翻修作为一个明确的终点时是易于被判断的，但对于翻修率的阐释存在一些困

难。遗憾的是，关节置换注册系统收集的翻修相关数据有限，且无法控制翻修的患者选择、手术专业知识和适应证。

依据各个国家注册系统的数据分析显示，UKA 失败率高于 TKA 失败率的 4~6 倍。或由于较高的患者不满意度或便于翻修等因素扭曲了这一结果。在新西兰关节注册系统中可发现失败率较高的原因的有关证据。新西兰关节注册系统不仅报道了翻修率，同时还报道了相关临床结果(牛津膝关节评分)，使得可以比较这两种评估方法。与TKA 患者相比，UKA 患者的膝关节评分往往更好，但由于这两种假体对临床失败的翻修率的敏感性不同，UKA 患者的翻修率将近高 3 倍以上。例如，在一些临床效果较差的膝关节病例中 (牛津膝关节评分<20)，仅约 12% 的 TKA 病例被翻修，而约 63% 的评分相似的 UKA 病例被翻修。这印证了关节注册系统的局限性。虽然关节注册系统提供了各种类型假体的有关信息，当在阐释它们的使用和生存率数据时应保持谨慎。有许多因素可影响到假体的成功(或失败)，但需要指出的是，不应使用关节注册系统来比较单间室置换假体和全膝关节置换假体。另外一个关于假体的有趣事情(显而易见，但常被忽略)是，正如瑞典关节注册系统证实，假体的成功取决于植入假体的手术医生。1995年，瑞典关节注册系统的数据表明瑞典所行的牛津膝关节 UKA 效果不佳，因此，关节注册系统建议瑞典的所有医生停止 UKA 手术。然而，牛津膝关节 UKA 效果良好的手术医生继续使用这款假体。2005 年，瑞典关节注册系统数据显示牛津膝关节假体是效果最好的 UKA 假体，这可能主要得益于教学课程和教育的作用。这表明当使用关节注册

系统比较 UKA 彼此间效果时应保持谨慎，此外，关节注册系统不应被用于预测一款 UKA 假体随着时间推进的手术效果。

尽管如此，关节注册系统有助于识别手术效果较差(与同行相比)的手术医生。英格兰和威尔士国家关节注册系统提供了手术医生的漏斗图，它可识别出那些失败率在均值+两个标准差外的手术医生，联系并告知其较高的手术失败率，帮助他们，进而帮助患者。可进一步培训这些手术医生或敦促他们停止 UKA 手术。

3 个国家关节注册系统报道了牛津膝关节假体将近 10 年结果的确切数据。其他国家关节注册系统(如新西兰和挪威关节注册系统) 没有报道固定平台型 UKA 和活动平台型 UKA 的各自的结果，此外，一些病例没有区分内侧 UKA 和外侧 UKA 的结果。最近，英格兰和威尔士国家关节注册系统报道了特定假体的翻修率，但仅可获得近 3 年来的结果。因此，这些关节注册系统未被纳入此项研究中。在 2009 年瑞典膝关节置换注册系统年度报道中，牛津膝关节假体的 8 年累积生存率为 91% 以上。2009 年，澳大利亚骨科协会关节注册系统数据显示[18]，8 年累积生存率为 87.1%[19]，而据芬兰关节置换注册系统报道，牛津膝关节假体 10 年生存率为 81%，稍稍优于固定平台型假体 (79%，Miller Galante)。这些报道中未提及活动平台型 UKA 的进一步详细信息。

6.9 翻修原因

如上所述，各项大样本队列研究的翻修率较低，大多数翻修发生于术后早期。TKA 术后第二个 10 年的主要失败原因为磨损和(或)假体松动。与 TKA 不同，牛津膝关节假体植入后第二个 10 年的翻修病例很少。表 6.3 总结了翻修原因。不仅翻修率低，而且大多数情况下，UKA 翻修病例，可采用初次

表 6.3　**翻修原因分类及10年、20年发生率**

	10 年研究(4116 位患者)	20 年研究(736 位患者)
衬垫	0.9	0.4
衬垫脱位	0.7	0.3
衬垫断裂	0.1	0.0
衬垫撞击	0.1	0.1
磨损	0.4	0.0
聚乙烯磨损合并大块骨溶解	0.0	0.0
松动(合计)	1.1	1.4
松动(不明确)	0.2	0.1
松动(股骨+胫骨)	0.1	0.3
股骨假体松动	0.2	1.0
胫骨假体松动	0.6	0.0
疼痛	0.3	0.4
关节炎进展	1.1	2.2
髌股关节炎进展	0.0	0.0
外侧间室关节炎进展	1.1	2.2
感染	0.4	0.7
假体周围骨折	0.1	0.0
ACL 断裂	0.2	0.0
胫骨平台骨折	0.1	0.0
复发性关节血肿	0.1	0.0
不稳	0.1	0.0
翻修率共计	4.6	5.0

TKA 进行翻修，无须使用垫块或延长杆。

　　良好的生存率、并发症和死亡发生率低，以及可通过初次 TKA 翻修等优点，使 UKA 成为一种治疗膝关节前内侧骨性关节炎的理想方案。

（齐新宇 译　曾意荣 审）

参考文献

1. White SH, Ludkowski PF, Goodfellow JW (1991) Anteromedial osteoarthritis of the knee. J Bone Joint Surg Br 73:582-6
2. Kendrick BJL, Simpson DJ, Bottomley NJ, Kaptein BL, Garling EH, Gill HS, Dodd CAF, Murray DW, Price AJ (2010) An in vivo study of linear penetration in the Oxford unicompartmental knee arthroplasty at twenty years. BASK, Oxford
3. Pandit HG (2009) Sagittal plane kinematics after knee arthroplasty. medical sciences. Oxford: DPhil, University of Oxford
4. Price AJ, Rees JL, Beard DJ, Gill HS, Dodd CAF, Murray DW (2004) Sagittal plane kinematics of a mobile-bearing unicompartmental knee arthroplasty at 10 years: a comparative in vivo fluoroscopic analysis. J Arthroplasty 19:590-7
5. Khanna G, Levy BA (2007) Oxford unicompartmental knee replacement: literature review. Orthopedics 30 Suppl:11-4
6. Murray DW, Goodfellow JW, O'Connor JJ (1998) The Oxford medial unicompartmental arthroplasty: a ten-year survival study. J Bone Joint Surg Br 80:983-9
7. Pandit H, Jenkins C, Gill HS, Barker K, Dodd CA, Murray DW (2010) Minimally invasive Oxford phase 3 unicompartmental knee replacement: results of 1000 cases. J Bone Joint Surg Br 93:198-204
8. Rajasekhar C, Das S, Smith A (2004) Unicompartmental knee arthroplasty. 2- to 12-year results in a community hospital. J Bone Joint Surg Br 86:983-5
9. Keys GW, Ul-Abiddin Z, Toh EM (2004) Analysis of first forty Oxford medial unicompartmental knee replacement from a small district hospital in UK. Knee 11:375-7
10. Svard UC, Price AJ (2001) Oxford medial unicompartmental knee arthroplasty. A survival analysis of an independent series. J Bone Joint Surg Br 83:191-4
11. Mercier N, Wimsey S, Saragaglia D (2010) Long-term clinical results of the Oxford medial unicompartmental knee arthroplasty. Int Orthop 34:1137-43
12. Kumar A, Fiddian NJ (1999) Medial unicompartmental arthroplasty of the knee. The Knee 6:21-3
13. Vorlat P, Putzeys G, Cottenie D, Van Isacker T, Pouliart N, Handelberg F, Casteleyn PP, Gheysen F, Verdonk R (2006) The Oxford unicompartmental knee prosthesis: an independent 10-year survival analysis. Knee Surg Sports Traumatol Arthrosc 14:40-5
14. Emerson RH, Jr., Hansborough T, Reitman RD, Rosenfeldt W, Higgins LL (2002) Comparison of a mobile with a fixed-bearing unicompartmental knee implant. Clin Orthop Relat Res 404:62-70
15. Price AJ, Svard U (2006) 20-year survival & 10 year clinical results of the Oxford medial UKA. The Annual Meeting of the American Academy of Orthopaedic Surgeons. Chicago, USA
16. Price AJ, Svard U (2010) A second decade lifetable survival analysis of the oxford unicompartmental knee arthroplasty. Clin Orthop Relat Res 469:174-179
17. Barrington JW, Emerson RH Jr (2010) The Oxford Knee: First Report of 20-year Follow-up in the U.S. Annual Meeting of the American Academy of Orthopaedic Surgeons, New Orleans, podium no 422
18. Swedish Knee Arthroplasty Register (2009) Annual Report 2009
19. Australian Orthopaedic Association National Joint Replacement Registry (2009) Annual Report

第 7 章

外侧单间室膝关节置换术：长期生存研究

Sergio Romagnoli, Francesco Verde, Sara Zacchetti

7.1 引言

单间室膝关节置换术(UKR)较全膝关节置换术(TKR)具有显著优势，如创伤更小、保留前后韧带、膝关节功能更佳及低发病率。然而，UKR 生存率通常较 TKR 低，前者的高失败率由膝关节另一间室退变及聚乙烯衬垫磨损所导致。尽管如此，近期研究表明 UKR 生存率有显著提高，可能是基于其广泛传播和适应证、手术技术及假体改进等所带来的。然而，尽管长期随访的临床结果很难获得，仍然需要它来证实短期随访的优良效果(图 7.1)[1-3](未发表的数据)。

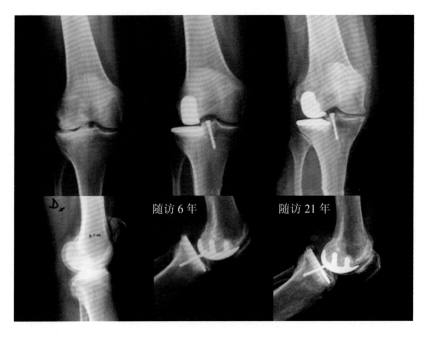

图 7.1 膝关节外侧间室假体：长期随访。

7.2 单间室膝关节炎病理机制

罹患骨关节炎的关节在冠状面、矢状面及横断面上活动是基于膝关节三平面畸形之上的，定义为"膝关节旋转骨关节炎"(RAK)[3-5]。RAK 与三平面尺寸改变程度成正比，且由于静态及动态负荷变化，它将导致关节炎进展。关节内和(或)关节外因素均为 RAK 的基础，包括内侧或外侧股胫关节间室的软骨、骨及半月板磨损，韧带、关节囊及软组织损伤均为膝关节运动学改变的串联因素。

RAK 患者出现典型的临床及影像学表现，这有助于区分关节内或关节外膝关节单间室骨关节炎和相关预后因素。关节外因素影响膝关节内收肌活动(图 7.2)，包括：①股骨和胫骨轴(机械的，解剖的)及两者的关系；②胫骨和股骨形态学(骨干和干骺端轴线)；③下肢全长轴线；④骨盆宽度；⑤患者身高及机体状况。

关节内因素与软骨、半月板及韧带损伤相关，软骨磨损导致股骨髁与胫骨平台间接触应力增大；由此带来骨赘形成、骨性接触增加、旋转活动降低且胫股关节活动异常。治疗的主要目的是在纠正缺损的同时尽可能保留关节大多数结构以获得接近膝关节的正常运动学。UKR 能在纠正缺损的同时保留骨、软

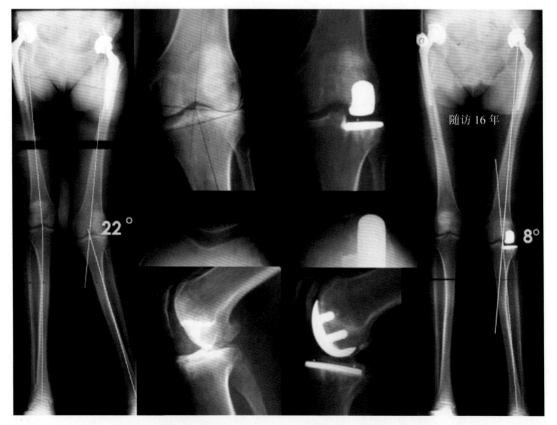

图 7.2　髋关节发育不良后遗症中膝严重外翻：通过外侧 UKR 充分纠正机械轴。

骨及韧带而不涉及膝关节退行性变。

7.2.1 外翻膝和外侧间室病变

因为跟距关节有特殊的适应能力,所以膝外翻畸形比膝内翻更能接受。然而,股骨外侧髁朝着膝关节中心活动增加,将导致胫骨外侧平台中心磨损。在水平面上,负荷和应力均朝向膝关节中心,外侧半月板与关节软组织并不直接承受应力。近期,关节镜下半月板切除术在半月板撕裂治疗中广泛应用已经导致外侧股骨髁和胫骨平台的软骨病更加频繁,随之导致外侧间室退变性关节炎持续进展。

7.2.2 创伤后膝外翻疾病

另一个重要的因素是因局部外侧胫骨平台骨折,出现创伤后外侧间室退变。事实上,即便采用手术治疗,胫骨平台骨折也常导致后天膝关节内翻或外翻畸形。这类病例常发生于年轻患者当中。UKR 是治疗因膝单间室退变受累所致的疼痛且功能受限的主流方法,甚至因内侧或外侧间室中骨缺损

而需厚度>12 mm 的假体起保护性限制作用也是其适应征[6]。

需特别考虑如下因素:关节炎的退变类型、患者特点及既往手术中可能存在的内固定物,如螺钉或钢板。

关节炎退变既可发生于机械轴>10°的关节外骨干骨折外翻畸形中,又可以继发于关节内损伤。在前者病例中, 在行 UKR 之前, 先行截骨术可以矫正机械轴的适应证;而对于后者而言,骨性缺损为限制因素。

患者的年龄是一项有争议的话题。大多数罹患该疾病的患者为年轻人,因此微创疗法是主流;然而,对于老年患者而言,因假体位置骨量较差,这一点可能比较棘手。如果允许沿用既往手术切口, 应尽量选择原切口。此外,若内固定物未累及关节间室,如果可能的话,则应该保留。

作为另一种选择,可将既往瘢痕及内固定物移除(局部还是全部)与 UKR 结合起来(图7.3)。相较于 TKR,该手术策略的优势是发病率较低。

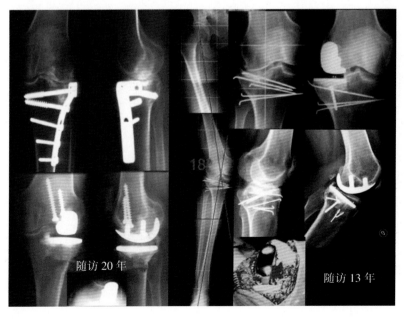

图 7.3　两例创伤后外翻膝关节炎:在第一例中,术中同时完全移除钢板;第二例中,仅移除部分克氏针。

基于我们 1991 年至 2010 年的经验，包含 305 例创伤后病例；其中，3.9% 的患者有膝关节假体，37 例为 UKR，14 例为双侧/单侧膝关节置换；131 例患者采用标准的 TKR 假体，123 例患者采用半限制性假体。在 37 例创伤后 UKR 患者当中，35 例为外侧 UKR，2 例为内侧 UKR，平均随访 6.3 年（2~19 年）。这些病例当中仅有 1 例翻修，导致失败率为 2.7%。

7.3 患者与方法

7.3.1 患者

从 1991 年 2 月至 2010 年 1 月，共 176 例患者因膝关节外侧间室骨关节炎就诊，184 例外侧 UKR 由作者机构的高年资医生完成。对所有患者均行术前随访及 2012 年 1~2 月行末次随访。平均随访时间为 13.2 年（2~20 年），根据临床症状和影像学信号选取患者；在临床上，手术适应证为：膝关节疼痛、无髌股关节症状、屈曲挛缩<10°、活动范围>80° 及外翻畸形<15°。所有患者无炎性关节炎、血色沉着病、血友病、髌韧带松弛、髌股关节的症状或关节不稳。145 例女性和 31 例男性平均年龄为 67 岁（40~89 岁），他们平均身高及体重分别为 168.2 cm（158~177 cm）、75 kg（54~91 kg）。184 例患者罹患膝外侧间室骨关节炎，2 例膝关节既往已行胫骨高位截骨术（HTO），6 例出现股骨髁坏死，35 例出现后胫骨平台骨折，无 ACL 损伤病例。141 例膝关节为原发性骨关节炎，5 例患者同时行双侧 UKR，3 例患者分期行双侧手术。术中，健侧间室病变程度不超过Ⅰ度

（根据 Ahlback 分型）[7,8]。

术后 3 年内每一年都进行随访，此后每 2 年随访 1 次。14 例患者（14 膝）死于与关节置换术无关的疾病，3 例患者随访时间小于 10 年，3 例随访时间为 10 年，8 例患者随访时间大于 10 年。近期随访的 162 例患者（170 膝）中，包括 29 例男性和 133 名女性。随访的 112 例患者（118 膝）包括临床及影像学的评估，其中 45 例患者（47 膝）因故未能前来门诊，因此仅通过电话来访问。5 例膝失访，所有患者均对个人满意度进行调研。采用膝关节 HSS 评分评估术前及末次随访的膝关节功能，影像片包括膝关节负重正位片、侧位片及髌骨轴位片，影像学测量包括机械轴和解剖轴及 11 区中骨水泥界面及假体–骨水泥界面透亮带的范围。当一区透亮区随着时间逐渐增大至另外临近区时，那么则认为透亮带呈持续性进展。根据 Romagnoli 方法，膝骨关节炎分为 4 个阶段（图 7.4）[9]。

1 期包括关节外侧间隙变窄且出现 1~3 度软骨软化；在 2 期中，关节外侧间隙闭合且出现 4 度软骨软化；3 期为关节外侧间隙闭合且 MCL 松弛，而 4 期则为关节外侧间隙闭合，且 MCL 松弛及髌骨脱位（图 7.4）。

此外，采用术前影像片作为基线，对所有随访患者的侧间室和髌股关节从影像学评估，明确对侧间室及髌股关节的影像学进展。若出现的话，这些变化分为 4 个等级尺度：1 级影像学变化为关节间隙不显著变窄，但伴随影像学改变，如骨赘；2 级变化包括关节间隙变窄达 25%；3 级影像学改变为关节变窄达 50%，而 4 级则超过 50%[10]。采用 Kaplan 生存分析法评估长期效果，以翻修作为终点[11,12]。

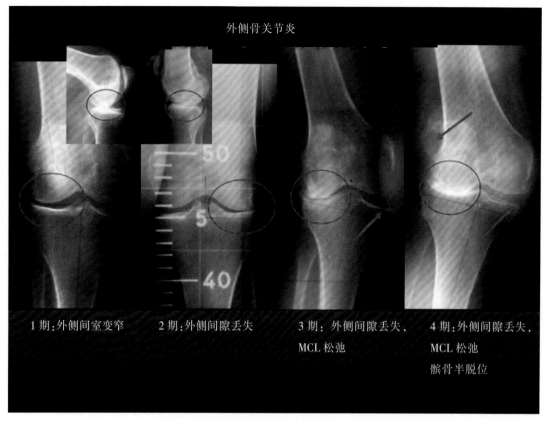

图 7.4　据 Romagnoli 外翻膝关节炎分型[9]。MCL 内侧副韧带。

7.3.2 手术技术

皮肤切口长为 6~9 cm，外翻膝采用髌旁外侧入路[13]。外侧入路具有保留股四头肌的优势(图 7.5)。

事实上，该切口是通过外侧肌间隙实现关节暴露，从而减少对肌肉的损伤。切开关节囊后，将髌骨脱位而不是翻转，膝关节可以彻底显露出来。切除半月板前角，但要保护 Hoffa 脂肪垫和 ACL。胫骨截骨时，先放置胫骨截骨导向器，而后与前后轴成 10°~15°角进行矢状截骨。水平截骨垂直于外侧间室机械轴，从而确保矫正关节线可重复性(图 7.6)。在矢状面，胫骨截骨的倾斜度应在 0°~3°(后倾角)。

完成截骨后，外侧胫骨平台较内侧更接近于对称、半圆外形(图 7.7)。

此外，若是骨折病例，内外径变形可能随之扩大(图 7.8)。在这种病例中，最好使用更接近半圆形的特制假体，以与胫骨表面更匹配。

股骨假体在屈伸膝关节时均须垂直于胫骨假体中心。可通过股骨假体外移实现(将其向股骨髁外侧缘移动)。此外，外侧间室股骨截骨必须非常谨慎，因为外翻畸形所致的股骨髁发育不良，通常需要更厚的股骨假体来实现关节线和下肢力线矫正。最后，机械轴避免矫正过度，应保持 3°~6°外翻。

关节面准备完成后钻孔，并以钻孔消除硬化区域。采用标准骨水泥技术固定假体。

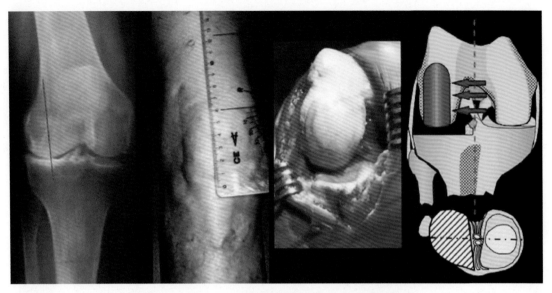

图 7.5 外侧入路，避免股四头肌损伤和股骨假体偏侧。

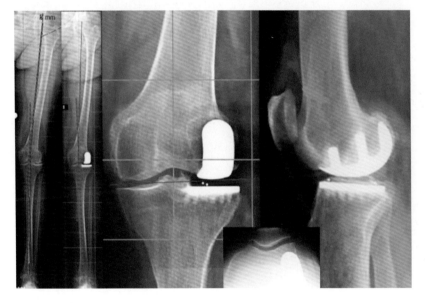

图 7.6 使用外侧 UKR 假体矫正关节线具有可重复性。

对于双侧病变的病例，我们实行双侧同期手术。对于其他合并髌股关节炎的病例，可加用髌骨关节假体，即双间室假体(图 7.9)。

术后早期开始被动运动。术后第一天允许负重。

7.4 结果

从临床角度，术前特种外科医院膝关节评分(HSSKS)均值为 59 分(48~69)，术后提高至 94 分(60~100)。术前 ROM 均值为 105.4°(80°~130°)。末次随访 ROM 均值为 124.8°

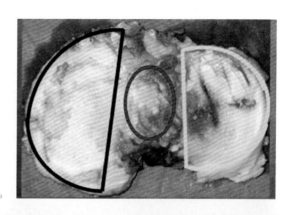

图 7.7　内侧与外侧胫骨平台的外观差异。

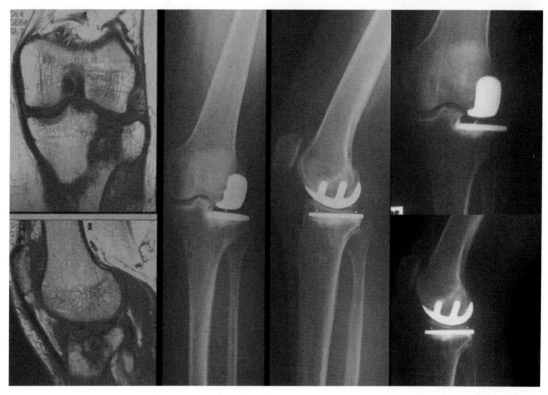

图 7.8　内外径扩大是外侧胫骨平台骨折的后遗症。6 年和 18 年随访的 X 线片对比。

（103°~140°）。81 例膝（64.8%）的 ROM>
120°;139 例患者无痛(88.5%),17 例患者轻
微或偶有疼痛（10.8%）,1 例患者有持续疼
痛(0.6%)。

在最近的随访中,129 例患者(82.4%)对
该术式非常满意,27 例患者(17.6%)满意该术
式,仅 1 例患者(0.6%)对该术式不满意。

从影像学角度,无假体松动证据,即从

连续 X 线片上无假体位置改变。无骨质溶
解的影像学证据。8 例患者发现有厚度<
2 mm 的放射透亮线,但无继续进展。有些
病例含有多处放射透亮线,但是整体上均
出现在胫骨假体侧,骨水泥−骨界面。

术前机械轴外翻畸形均值 9.7°(4°~
22°),术后力线均值为 3.3°(0°~8°),机械轴
外翻平均矫正 6.4°。

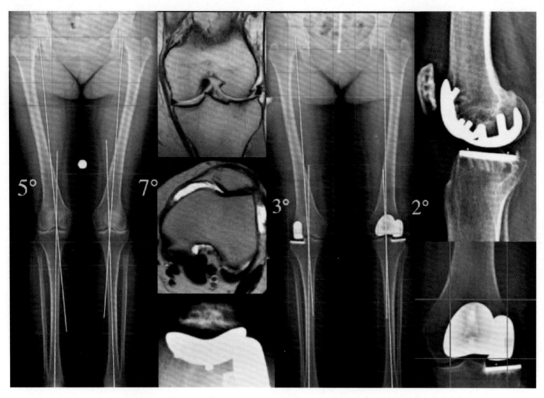

图 7.9　同期双侧手术：右膝外侧 UKR 和左膝双间室假体。

在 118 例 X 线片评估中，对侧间室无影像学进展的患者有 93 例（78.8%），而 27 例患者（22.8%）进展至 2 级，5 例患者（4.2%）进展至 3 级。76 膝（64.8%）髌股关节无影像学进展，但有 48 膝（40.7%）进展至 2 级，1 膝（0.8%）进展至 3 级。

其中有 11 例行翻修术[14]：1 例发生在术后 5 年，因为关节囊-韧带不稳和髌股关节退变。另 2 例分别发生在术后 5.5 年和 3 年，为关节囊-韧带不稳和 ACL 损伤所致。在第一个病例中，患者因为持续膝前痛行翻修手术。关节囊-韧带不稳为外侧副韧带松弛所致，髌股关节退变临床症状明显，并已通过其他骨科中心术中确诊。在第二个病例中，虽然没有疼痛，但是关节囊-韧带不稳影响了步态和上下楼活动。两例患者均行翻修手术，其中 1 例证实有继发性 ACL 损伤。无病例出现假体不稳和聚乙烯衬垫磨损。一例患者在术后 10 年因 ACL 损伤和内侧间室退变翻修为 TKR（图 7.10）。HTO 组和股骨髁坏死组无失败病例登记。有一例患者外翻矫正不足，这也是该术式失败的常见原因之一。4 例患者因内侧间室退化行内侧 UKR，产生了双 UKR（图 7.11）。

10 年和 20 年的累积生存率分别为 92.4% 和 90.0%（表 7.1，图 7.12）。

7.5 讨论

UKR 的适应证已经明确。该术式被推荐用于髌股关节、内侧或外侧间室的骨关节炎。

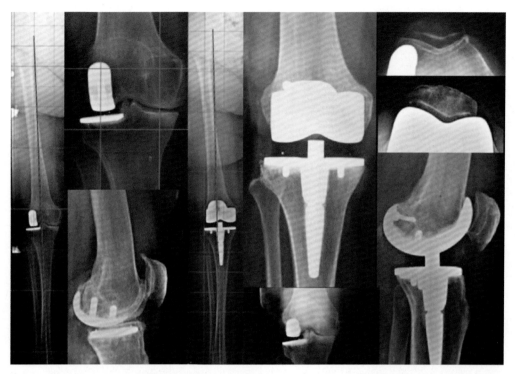

图 7.10　外侧 UKR 翻修为 TKR,因为 ACL 损伤和内侧间室退变,术后 10 年随访如图。

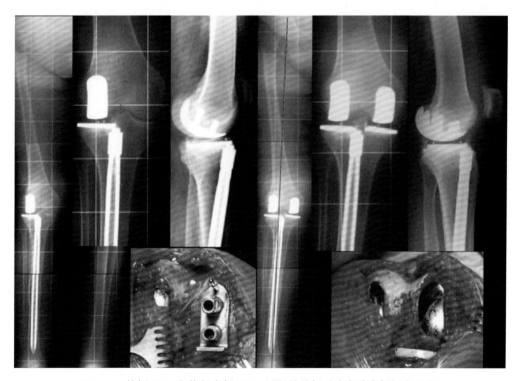

图 7.11　外侧 UKR 翻修行内侧 UKR,因胫骨骨折后遗症致内侧间室退变。

表 7.1　184例外侧单间室膝关节置换术生存率

术后时间（年）	初始例数	失败例数	宽度	失访例数	危险例数	失败%	成功%	生存率	var%	SE%
0~1	184	2	14	0	177	1.13	98.87	98.87	0.62	0.79
1~2	168	3	17	0	159.5	1.88	98.12	96.99	1.78	1.33
2~3	148	0	5	0	145.5	0	100	96.99	1.95	1.4
3~4	143	0	11	0	137.5	0	100	96.99	2.06	1.44
4~5	132	1	11	0	126.5	0.79	99.21	96.2	2.78	1.67
5~6	120	2	5	0	117.5	1.7	98.3	94.5	4.18	2.05
6~7	113	0	11	0	107.5	0	100	94.5	4.57	2.14
7~8	102	2	7	0	98.5	2.03	97.97	92.47	6.54	2.56
8~9	93	0	15	0	85.5	0	100	92.47	7.53	2.74
9~10	78	0	6	0	75	0	100	92.47	8.59	2.93
10~11	72	0	8	0	68	0	100	92.47	9.47	3.08
11~12	64	0	12	0	58	0	100	92.47	11.11	3.33
12~13	52	0	10	0	47	0	100	92.47	13.71	3.7
13~14	42	1	3	0	40.5	2.47	97.53	90	20	4.47
14~15	38	0	7	0	34.5	0	100	90	23.48	4.85
15~16	31	0	6	0	28	0	100	90	28.94	5.38
16~17	25	0	4	0	23	0	100	90	35.23	5.94
17~18	21	0	10	0	16	0	100	90	50.64	7.12
18~19	11	0	4	4	9	0	100	90	90.02	9.49
19~20	7	0	3	0	5.5	0	100	90	147.31	12.14
20~21	4	0	4	0	2	0	100	90	405.1	20.13
共计		11	173	0						

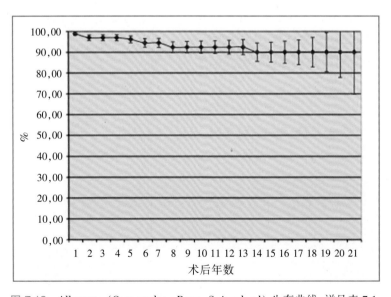

图 7.12　Allegretto（Centerpulse，Baar，Switzerland）生存曲线，详见表 7.1。

无论是内翻还是外翻轴线畸形均应得到矫正,且未涉及的关节间室应具备完整的关节软骨。髌股关节问题一直是膝关节置换术的主要关注点,而该争议点有待解决。有学者争论,即便对单间室病变,该术式仍是一明确的局限。其他认为因髌股关节替换进行下肢重建可弱化髌骨并降低其承重能力,从而引起膝前痛。即使未进行直观手术探查,但我们会结合临床资料(症状和生活习惯)和影像学分期处理此类患者。年龄和体重不再是 UKR 的禁忌证,因为研究表明偏瘦和超重患者之间的统计结果无差异。在临床检查中,必须考虑到膝前半脱位和胫骨向外旋转[10]。在膝关节负重正侧位和外翻应力位 X 线片上,需评估胫骨假体前移和外移。软骨缺损如位于股骨髁–胫骨髁间切迹接触区等通常是固定的。髌股关节磨损很常见;若其中还涉及髌骨内侧平面、髌骨内侧凸缘和股骨滑车沟,需手术清除病变区域,从而缓解症状。若 UKR 的所有标准均能得到重视,则可行该手术。我们认为,即使没有文献上报道良好的结果,UKA 治疗单纯的胫骨外侧骨折是一个被低估的方法,尤其是年轻的患者。我们设想,相比于 TKR,UKR 在这些病例中的应用可减少诸如感染和术后僵硬这些风险并发症的发生率。

基于正确的适应证、恰当的手术技巧和合适的工具,UKR 是治疗膝关节单间室骨关节炎的安全可靠选择。

(陈锦伦 译　曾意荣 审)

参考文献

1. Cartier P, Sanouiller J-L, Greisamer RP (1996) Uni-compartmental knee arthroplasty surgery: 10- year minimum follow-up period. J Arthroplasty 11:782-8
2. Marmor L (1993) Unicompartmental arthroplasty of the knee with a minimum ten-year follow-up period. Clin Orthop 286:154-9
3. Romagnoli S, Verde F, Eberle RW (2006) 10 year minimum follow-up of medial unicompartmental knee arthroplasty with the allegretto prosthesis. JBJS-BR 88-B Supp_I, 100
4. Romagnoli S, Morasso V, Bibbiani E (1994) La gonartrosi rotatoria e le protesi monocompartimentali. Minerva Ortop Traumatol 45(10):485-8
5. Romagnoli S (1996) The unicompartmental knee prosthesis and the rotatory gonarthrosis kinematic. current concept in primary and revision total knee arthroplasty. Lippincott-Raven, Philadelphia, pp 69-83
6. Romagnoli S, Verde F (2011) Le protesi "mono" in esiti di frattura; La protesi monocompartimentale con ricostruzione del LCA. In: Confalonieri N (ed) La protesi monocompartimentale del ginocchio. Cic Editore
7. White SH, Ludkowski PF, Goodfellow JW (1991) Anteromedial osteoarthritis of the knee. J Bone Joint Surg (Br) 73-B:582-6
8. Ahlback S (1968) Osteoarthrosis of the knee: a radiographic investigation. Acta Radiol Suppl 277:7-72
9. Romagnoli S, Grappiolo G, Camera A (1998) Indicazioni e limiti delle protesi monocompartimentali. Il ginocchio-Anno XIV-Vol.1
10. Romagnoli S, Grappiolo G, Ursino N, Broch C (2000) Dexa evaluation of bone remodeling in the proximal tibia after unicompartmental prosthesis. Traumalinc 2:2 Pabst Science Publishers
11. Murray DW, Carr AJ, Bulstrode CJK (1993) Survival analysis of joint replacement. J Bone Joint Surg (Br)75-B:697-704
12. Peto R, Pike MC, Armitage P et al (1977) Design and analysis of randomised clinical trials requiring prolonged observation of each patient. Br J Cancer 35:1-40
13. Romagnoli S (2001) The Mini-Incision: More Hype than Help! In Opposition. Current Concepts in Joint Replacement. Presented by Current Concepts Institute, Cleveland, Ohio
14. Romagnoli S, Bibbiani E, Castelnuovo N, Cusmà G, Verde F (2008) The problem of UKR revisions. J Bone Joint Surg Br 90-B (Supp. I) 182

第8章

计算机辅助的单间室膝关节置换术：技术与结果

Jean Yves Jenny，Dominique Saragaglia

8.1 引言

随着微创技术的发展，单间室膝关节置换术(UKR)变得越来越流行[1]。尽管 UKA 的适应证在文献中尚未达成共识，但关于其适应证的问题仍被广泛讨论。此外，之前认为 UKA 术式比全膝关节置换术(TKR)技术要求更高，尤其是因为 UKA 的手术器械没有 TKR 那么精确。

在 20 世纪 70 年代初，Marmor[2]用非常简单的器械完成 1 例 UKR 手术（股骨内侧髁和内侧胫骨平台）。然而，在当时该技术实际上是徒手操作，因而在安装假体时植入率不高。具体而言，胫骨平台冠状面和矢状面理想的截骨方向很难确定。在 20 世纪 80 年代初，Cartier 和 Cheaib[3]发明了一种胫骨导向系统，旨在获得更高的胫骨近端截骨准确性。他们还发明了一种带钉的股骨假体试模，这有助于测试最佳的股骨假体位置及韧带张力。在 20 世纪 90 年代初，一种更加精确的手术器械被研制成功，其类似于 TKR 的器械，且大多数采用髓内杆导向系统。这

套器械虽然提高了手术的精确性[4]，但也增加了手术创伤，如手术切口较长，切断部分肌肉同时髓腔需要进一步扩髓。

同时，大量的研究结果证实假体安装的准确性，尤其是恢复冠状位的机械胫股角，是 UKR 预后长期生存率的最重要因素[1,5-7]。过度矫正可能会加速外侧胫股关节炎进展，而矫正不足则可能会加速聚乙烯衬垫的磨损并引起早期胫骨假体松动。不当的矢状位胫骨后倾角可能会引起股骨假体相对于胫骨聚乙烯衬垫过度偏前或偏后，从而引起衬垫过度磨损和增加衬垫倾斜的风险。韧带张力过紧，可能会引起衬垫过度磨损；韧带张力过松，则可能引起活动平台发生脱位[8,9]。传统的技术主要依靠医生的技术，因而存在较大的差异。

在 20 世纪 90 年代晚期，计算机辅助的 TKR 技术的发展，克服了传统置换技术的不精准性[10,11]。研究证实这些装置不仅可以使 TKA 术后下肢获得更精确的重建冠状位胫股机械轴，且能更准确地评估软组织平衡[7]。计算机导航技术随后便被运用到 UKR 中，也获得了令人满意的结果[12-18]。作者接下来会报道他们采用 OrthoPilot 导航系统进行计

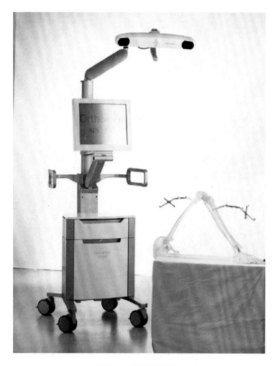

图 8.1　导航系统。

算机辅助 UKR 经验。

8.2 计算机辅助技术

UKR 标准的导航操作技术已经在其他文献中详细描述了[19]。简而言之，OrthoPilot（AESCULAP，Tuttlingen，Germany）是一种术中无须成像的系统（图 8.1）。将 3 个红外定位器通过螺钉分别固定股骨远端、胫骨近端和足背。采用红外摄像机（Polaris，Northern Digital，Toronto，Canada）追踪两个相邻红外定位器之间的相对运动。采用专用的软件计算这一相对运动的旋转中心，并确定髋、膝、踝关节相对的旋转中心，然后通过这些旋转中心计算股骨和胫骨的冠状面和矢状面机械轴。接着，将一个定位器固定在胫骨或股骨的截骨板上，软件上会显示截骨

导板相对于下肢机械轴的方向。外科医生可以在截骨前，将截骨导板固定在理想的位置上。进行植入假体试模测试，如果感觉满意，则植入假体。

8.3 仅胫骨截骨导航　技术（DS）

8.3.1 手术技术

术前需获得患者站立位的标准正侧位 X 线片、双侧髌骨轴位 X 线片和站立位下肢全长 X 线片，在全长 X 线片上测量髋-膝-踝（HKA）角，评估胫骨近端内翻畸形。在标准 X 线侧位片测量胫骨后倾角。

患者仰卧，止血带固定于大腿近端。导航系统放置在患者非手术膝关节一侧，距离术侧膝关节 1.80~2.20 米，水平高度平头。

首先插入导航追踪器：股骨追踪器固定在股骨远端的前内侧，距髌骨近端 10 cm；胫骨跟踪器固定在胫骨近端的前内侧，位于关节线下 10 cm 处（图 8.2）。

根据患者体重和术区软组织弹性，于髌旁内侧做一长约 7~9 cm 的皮肤切口。关节入路可采用下股肌入路，也可以用股内侧肌 3~4 cm 切口的髌旁入路。

标准导航技术操作：①髋关节（环转）、膝关节（屈伸旋转）和踝关节（屈伸）的运动学注册；②特定的解剖标志的注册：髁间窝中心、胫骨平台中心（图 8.3）、内侧股骨髁的最远端、股骨髁的最后端、内侧和外侧股骨髁、内侧和外侧踝关节及踝关节中心。

导航系统实时显示 HKA 角。通过比较该角度与 X 线片上的 HKA 角来进行真实性

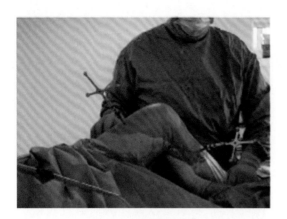

图 8.2 追踪器的安装。

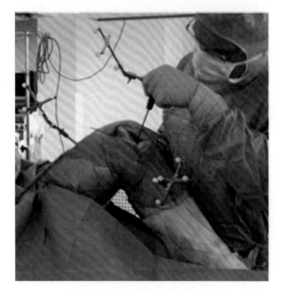

图 8.3 解剖标志的触摸。

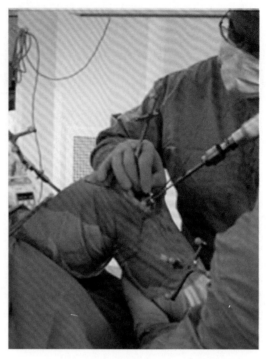

图 8.4 仅胫骨导航系统：胫骨侧截骨。

检查。评估畸形的矫正度,如果发现矫正过度,则认为是活动平台 UKR 的禁忌证,因为存在 HKA 角过度矫正的风险。在这种情况下,标准内翻矫正不足,同时伴随内侧副韧带松弛,衬垫脱位的风险较高。

根据软件的指示,采用徒手技术确定胫骨截骨导板的方向(图 8.4)。作者通常选择 2°~3°的内翻,3°~5°的后倾,4~6 mm 的截骨高度可有效避免松质骨支撑引起的后期假体下沉的风险。然而,截骨高度应根据内翻畸形调整,内翻畸形越大,截骨量越小[5,7]。

当获得预期的方向时,3 枚螺钉固定截骨导板。

采用摆锯进行胫骨近端截骨。股骨端截骨没有使用导航系统。在完全伸直位时,将金属间隔物插入胫骨截骨面和股骨内侧髁远端之间, 此时内侧副韧带应处于紧张状态。一定要避免膝关节反张,因为这样会引起股骨前髁过度截骨,从而发生髌骨撞击的风险。股骨远端导针固定在间隔器上 (图 8.5),然后采用 3 枚带螺纹的针固定在股骨上。使用摆锯完成股骨远端截骨截骨。使用模板确定股骨假体的大小。股骨后髁和斜面截骨采用相应的截骨导向完成。

把假体试模安装在截骨面上处,并通过导航系统控制精确的下肢力线矫正度(HKA=177°±2°)及韧带平衡。在使用活动平台假体时,作者期望获得韧带 1°的松弛。当需要更大的韧带松弛度以获得 3°内翻 HKA

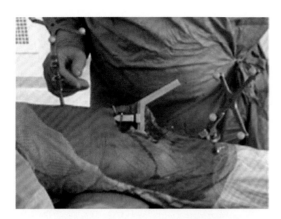

图 8.5　仅胫骨导航系统:股骨侧截骨。

角时,作者则会使用固定平台假体。回顾下 UKR 经典的手术适应证:如果术前内翻畸形<10°,通常不会出现矫正不足(内翻>5°)。在其他情况下,可做内侧松解,或者改为行 TKR 术。

在所有参数都正确时,使用骨水泥固定假体,然后再次使用导航系统控制最终的力线矫正。

8.3.2 结果

作者对 20 例导航和 20 例常规 UKR 进行病例对照研究,其初次研究已于 2009 年发表[12]。在导航组中,85%的病例达到了预期的 HKA(178°±1°),而常规组仅有 60%。在第二项研究中,基于一名资深外科医生(DS)完成的 21 例 UKR,94%的病例达到了预期的 HKA,90.1%的病例达到了预期的胫骨机械轴(3°±1°内翻),95.2%的病例达到了预期胫骨后倾角(3°±2°)。

8.4 微创全导航技术 (JYJ)

8.4.1 手术技术

全导航标准器械最初是按照常规 15~20 cm 手术切口设计的。通过对微创手术器械改良,该手术可以采用标准的 10 cm 皮肤切口。作者基于关节外固定截骨导板以进一步减小手术创伤的理念,发明了一种专用于这种导航技术的新型假体(Univation,Aesculap,Tuttlingen,Germany)。金属股骨假体固定侧呈圆柱形,而关节面呈球形。该假体设计可以保持关节面和半月板衬垫在整个活动范围内完全接触。半月板聚乙烯衬垫的近端表面与股骨假体完美吻合,而关节面下方的完全平滑的设计可以完全匹配胫骨侧金属托。胫骨及股骨侧金属假体均采用骨水泥固定。

由于微创入路不能直观评估外侧胫股关节,基于这个缺陷对导航软件进行了改良,经采用软件计算和术前影像学计划来确定外侧关节线的位置。

术前计划包括单腿站立冠状位全长 X 线片和标准站立正侧位 X 线片。术前需要测量两个特定数据:①股骨远端冠状面方向(股骨机械轴和股骨远端通髁线的夹角);②股骨假体的预期大小(使用合适的模板)。

该手术始于保留股四头肌的关节切开入路,切口长度通常为 6 cm(图 8.6)。然后进行导航参照定位:首先,距关节线 10~15 cm 处将一枚双皮质螺钉固定于股骨前内侧皮质;在该螺钉上安装一个特殊的装置以固定股骨追踪器（以及随后的股骨导航系统）。其次，距关节线 15 cm 处将两枚钢针固定在胫骨前内侧皮质上，在这个钢针上安装一个特殊的装置来固定胫骨追踪器。

通过活动髋关节、膝关节和踝关节进行运动学注册。解剖标志注册仅限于内侧胫股关节。膝关节伸直位韧带无运动的情况下，采用外翻应力手法评估膝关节畸形的可矫正程度，以获得使患者下肢获得良好的力线。

采用徒手技术确定胫骨截骨导板方向（图 8.7）。标准的方向如下：

- 内翻角度为预期术后内翻畸形的 50%。
- 3°的胫骨后倾角。
- 根据畸形的矫正程度，截骨 3~6 mm（矫正程度越大，截骨越少）。

使用摆锯进行内侧胫骨平台的水平截骨，并使用直角设计的专用凿刀进行垂直截骨，以保留前交叉韧带的胫骨附着点，并控制向近端截骨的方向。移除内侧胫骨截骨面

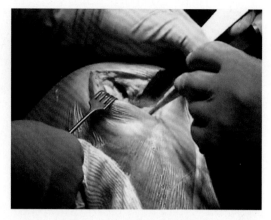

图 8.6　全导航技术：皮肤切口。

和内侧半月板。使用导航导板以控制截骨的精确度，此时可能会完成行任何程度的矫正。

使用椎板撑开器测量屈膝 0°和 90°时内侧胫股间隙（图 8.8），结果显示在计划用的屏幕上以选择合适的股骨截骨方式：冠状面和矢状面方向、股骨远端和后方切除的高度、胫骨假体的厚度和伸屈时的残余的松弛度（图 8.9）。这些数据可以转化成可视化的图像以适应医生的喜好的手术入路和患者

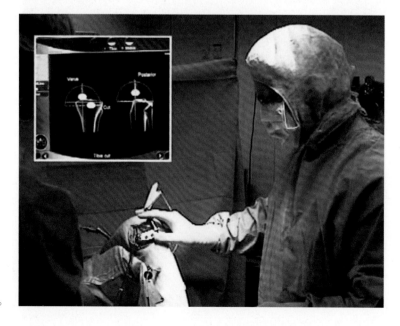

图 8.7　胫骨近端截骨。

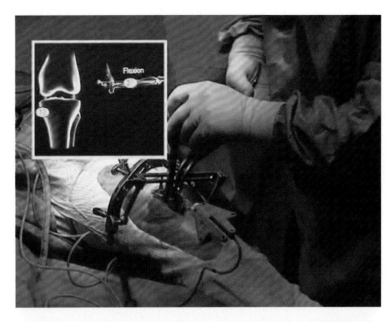

图 8.8　间隙测量。

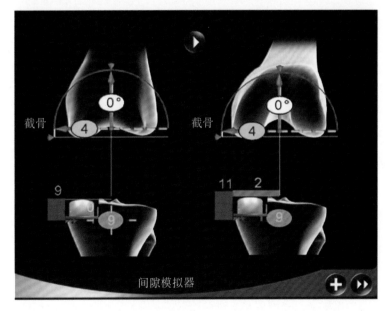

图 8.9　计划用屏幕。

的解剖结构。标准的目标如下：

* 内翻角度为预期术后内翻畸形的 50%。
* 相对于股骨矢状位机械轴成屈曲 10°进行矢状面的后方截骨。
* 调整股骨远端和后方截骨高度，保留 2 mm 的松弛度。

沿着膝关节伸屈轴的方向，使用两枚双

皮质螺钉将导航弓固定股骨远端。根据导航系统的指示，将远端和后方截骨导板固定在导航弓上并准确地调整好方向，从而实现预期目标。操作过程中没有将任何器械直接固定在关节内的(图 8.10)。

将模板固定在导航弓的可活动部分，可以根据术前计划使用摆锯行股骨后方截骨。另外一个模板也固定在导航弓的可活动部

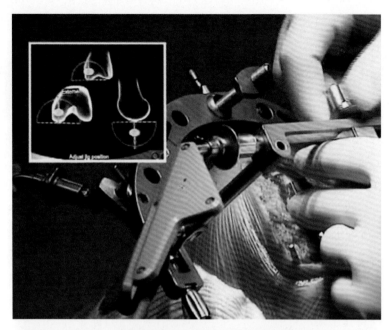

图 8.10　调整导航弓。

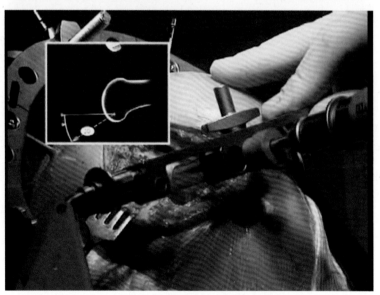

图 8.11　股骨侧截骨。

分，使用锯齿钻对股骨远端行圆柱形截骨（图 8.11）。股骨试模的位置可由导航系统控制，同时控制矫正力线和测试韧带平衡。最后，骨水泥固定假体。在屈曲和伸直时残存 2°松弛度的情况下，最终确定胫骨活动平台的厚度。

8.4.2 结果

作者的科室采用该技术已经完成了超过 250 多例 UKR。对最初的 81 例膝关节进行重新评估，随访 2 年以上[20]。根据以下标准认为功能结果满意：

- 平均膝关节协会临床评分（KSS）为 91 分（范围 0~100 分）。

- 平均 KSS 功能评分为 94 分(范围 0~100 分)。
- 平均 KSS 疼痛评分为 42 分(范围 0~50 分)。
- 平均牛津膝关节评分为 20 分(范围 12~60 分,12 分为最好评分)。

94% 的膝关节实现了冠状位机械胫股角的预期矫正。根据共计 5 个放射学标准,77% 的膝关节获得了最佳的假体位置。术后 2 年的生存率为 97%,大多数翻修为导航系统开发阶段完成的病例。

8.5 讨论

与 TKR 病例一样,大量研究证实假体安装的精确性是影响 UKR 长期生存率的关键预后因素[1,5-7]。然而,UKR 术后最佳下肢力线仍不明确[4],尽管普遍认为不良的力线会增加早期聚乙烯磨损和早期假体松动的风险[21,22]。因此,UKA 术中更精确和准确的假体安装技术是非常必要的。

同样与 TKR 一样,常规、手动的 UKR 器械主要依靠外科医生在术中对截骨导板位置进行评估,这可能导致手术的不精确[4]。因此,开发了导航系统以克服这个困难,而且一些系统的实用性已经在导航系列的早期阶段得到证实[14,17]。自开创导航系统以来,有多项研究表明,它在 UKR 中的应用提供了更高的假体安装准确度[16,18,23],而仅有个别研究报道了相反的结果[24]。甚至有人认为在 UKR 中导航的有效性要高于 TKR,因为 UKR 对手术技术的要求更高。

然而,导航系统只是一种工具,因此必须为其必要性解释做出努力,使外科医生适应这个定制系统,从而允许外科医生在特定的步骤选择导航,而其他步骤采用常规的技术。

UKR 的微创手术已经初步开发出来了[25,26]。这些技术可能会减少手术对关节的损伤,获得更容易和更快速的康复[27-29]。然而,由于更狭窄的关节入路,相关解剖标志物可视化程度更小,可能存在更高的假体安装不准确的风险[30,31]。这些技术不应妨碍假体安装的准确性,这显然仍是主要目标。导航系统可以在更小的创伤下获得较高的手术精度[19]。作者的研究结果证实,与采用常规入路使用导航系统相比,采用微创入路使用导航系统可以获得同样的假体安装准确性。

8.6 结论

与常规 UKR 技术相比,计算机导航获得的假体精确性更高。考虑到该手术的技术难度比 TKR 大,这有可能是使用导航最有效和最有力的指征。

(冯文俊 译　曾意荣 审)

参考文献

1. Borus T, Thornhill T (2007) Unicompartmental knee arthroplasty. J Am Acad Orthop Surg 15:9-18
2. Marmor L (1982) The Marmor knee replacement. Orthop Clin North Am 13:55-64
3. Cartier P, Cheaib S (1987) Unicondylar knee arthroplasty. J Arthroplasty 2:157-162
4. Jenny JY, Boeri C (2002) Accuracy of implantation of a unicompartmental knee arthroplasty with 2 different instrumentations: a case-controlled comparative study. J Arthroplasty 17:1016-1020
5. Hernigou P, Deschamps G (1996) Prothèses unicompartimentales du genou. Rev Chir Orthop 82 Suppl 1:23-60
6. Hernigou P, Deschamps G (2004) Alignment influences wear in the knee after medial unicompartmental ar-

throplasty. Clin Orthop Relat Res 423:161-165

7. Scott RD (2006) Three decades of experience with uni-compartmental arthroplasty: mistakes made and lessons learned. Orthopaedics 29:829-831

8. Mercier N, Wimsey S, Saragaglia D (2010) Long-term clinical results of the Oxford medial unicompartmental knee arthroplasty. Int Orthop 34:1137-1143

9. Neyret P, Chatain F, Deschamps G (1996) Matériel et options dans les prothèses unicompartimentales du genou. Rev Chir Orthop 82 Suppl 1:48-52

10. Jenny JY, Boeri C (2001) Implantation d'une prothèse totale de genou assistée par ordinateur. Etude comparative cas-témoin avec une instrumentation traditionnelle. Rev Chir Orthop 87:645-652

11. Saragaglia D, Picard F, Chaussard C, Montbarbon E, Leitner F, Cinquin P (2001) Mise en place des prothèses totale du genou assistée par ordinateur : comparaison avec la technique conventionnelle. A propos d'une étude prospective randomisée de 50 cas. Rev Chir Orthop 87:18-28

12. Ayach A, Plaweski S, Saragaglia D (2009) Computer-assisted uni knee arthroplasty for genu varum deformity. Results of axial correction in a case-control study of 40 cases. 9th annual meeting of CAOS-International proceedings. WingSpan, Livermore, CA, pp 4-7

13. Cossey AJ, Spriggins J (2005) The use of computer-assisted surgical navigation to prevent malalignment in unicompartmental knee arthroplasty. J Arthroplasty 20:29-34

14. Jenny JY, Boeri C (2003) Unicompartmental knee prosthesis implantation with a non-imaged-based navigation system : rationale, technique, case-control comparative study with a conventional instrumented implantation. Knee Surg Sports Traumatol Arthrosc 11:40-45

15. Jenny JY (2008) Navigated unicompartmental knee replacement. Sports Med Arthrosc rev 16:103-107

16. Jung KA, Kim SJ, Lee SC, Hwang SH, Ahn NK (2010) Accuracy of implantation during computer-assisted minimally invasive Oxford unicompartmental knee arthroplasty: a comparison with a conventional instrumented technique. Knee 17:387-391

17. Perlick L, Bäthis H, Tingart M, Perlick C, Lüring C, Grifka J (2004) Minimally invasive unicompartmental knee replacement with a nonimage-based navigation system. Int Orthop 28:193-197

18. Rosenberger RE, Fink C, Quirbach S, Attal R, Tecklenburg K, Hoser C (2008) The immediate effect of navigation on implant accuracy in primary mini-invasive unicompartmental knee arthroplasty. Knee Surg Sports Traumatol Arthrosc 16:1133-1140

19. Jenny JY, Ciobanu E, Boeri C (2007) The rationale for navigated minimally invasive unicompartmental knee replacement. Clin Orthop Relat Res 463:58-62

20. Jenny JY, Saussac F, Louis P (2011) Navigated, minimal invasive, mobile bearing unicompartmental knee prosthesis. A 2-year follow-up study. Paper presented at the 12th EFORT Meeting (European Federation of Orthopedic and Traumatology Societies), Copenhagen

21. Larsson SE, Larsson S, Lundkvist S (1988) Unicompartmental knee arthroplasty. Clin Orthop Relat Res 232:174-181

22. Ridgeway SR, McAuley JP, Ammeen DJ, Engh GA (2002) The effect of alignment of the knee on the outcome of unicompartmental knee replacement. J Bone Joint Surg Br 84:351-355

23. Seon JK, Song EK, Park SJ, Yoon TR, Lee KB, Jung ST (2009) Comparison of minimally invasive unicompartmental knee arthroplasty with or without a navigation system. J Arthroplasty 24:351-357

24. Lim MH, Tallay A, Bartlett J (2009) Comparative study of the use of computer-assisted navigation system for axial correction in medial unicompartmental knee arthroplasty. Knee Surg Sports Traumatol Arthrosc 17:341-346

25. Price AJ, Webb J, Topf H, Dodd CAF, Goodfellow JW, Murray DW (2001) Rapid recovery after Oxford unicompartmental arthroplasty through a short incision. J Arthroplasty 16:970-976

26. Romanowski MR, Repicci JA (2002) Minimally invasive unicondylar arthroplasty: eight-year follow-up. J Knee Surg 15:17-22

27. Haas SB, Cook S, Beksac B (2004) Minimally invasive total knee replacement through a mini midvastus approach: a comparative study. Clin Orthop Relat Res 428:68-73

28. Muller PE, Pellengahr C, Witt M, Kircher J, Refior HJ, Jansson V (2004) Influence of minimally invasive surgery on implant positioning and the functional outcome for medial unicompartmental knee arthroplasty. J Arthroplasty 19:296-301

29. Reilly KA, Beard DJ, Barker KL, Dodd CA, Price AJ, Murray DW (2005) Efficacy of an accelerated recovery protocol for Oxford unicompartmental knee arthroplasty. A randomised controlled trial. Knee 12:351-357

30. Berend KR, Lombardi AV Jr, Mallory TH, Adams JB, Groseth KL (2005) Early failure of minimally invasive unicompartmental knee arthroplasty is associated with obesity. Clin Orthop Relat Res 440:60-66

31. Hamilton WG, Collier MB, Tarabee E, McAuley JP, Engh CA Jr, Engh GA (2006) Incidence and reasons for reoperation after minimally invasive unicompartmental knee arthroplasty. J Arthroplasty 21:98-107

第 9 章

双侧单间室膝关节假体

Sergio Romagnoli, Francesco Verde, Michele Corbella, Sara Zacchetti

9.1 引言

双侧单间室膝关节假体[1-5]是一种使用股骨和胫骨两个独立部件，来保留胫骨隆起和前交叉韧带(ACL)的系统。虽然在大多数膝关节假体系统中，交叉韧带会被切除或仅保留后交叉韧带(PCL)，而一项长期研究的目的是重现膝关节的正常关节运动轨迹，仅仅置换磨损区域，并同时保护关节囊和韧带(图 9.1)。

近期组织保留手术的发展为假体系统的使用提供了新的动力，目的在于通过这些假体来更好地保护膝关节未受损的关节囊韧带结构。这种类型的假体，虽然不是全新的膝关节假体，却代表了 Marmor、Gunston 和 Lubinus 的第一次经验的演变，其原理在生物力学和步态分析的诸多方面仍然有效。

9.2 流行病学

ACL 的存在，在治疗双侧间室关节炎中限制了手术选择。当然，ACL 与其机械功能之间的联系必须最终建立起来。我们进行了一项关于双侧间室假体和单间室假体 Allegretto(Zimmer)生存率的研究，随访了 10~15 年[6]。此外，我们还审阅了许多文献中报道的关于单间室置换生存率研究的文章(Good-fellow，Berger 等)。我们的研究结果与文献报道一致，通过 X 线正位片证实了 ACL 长期的稳定性。这表明 ACL 能够在术后多年的时间内保持相同的机械功能。事实上，在我们的研究中，124 例患者接受单间室假体置换，只有 1 例因为 ACL 的缺乏而导致失败。以患者年龄为标准，在全膝关节置换术(TKA)500 例中，7.6%的患者<55 岁，25.8%为 55~65 岁，39.5%为 65~75 岁，超过75 岁的占 27.1%，这意味着 33.4%的患者年龄在 65 岁以下，所以他们功能需求很大。在该组中，29.8%具有完整的 ACL，因此是使用保留交叉韧带假体的候选者。

9.3 适应证

我们的适应证是:胫股关节退行性变患

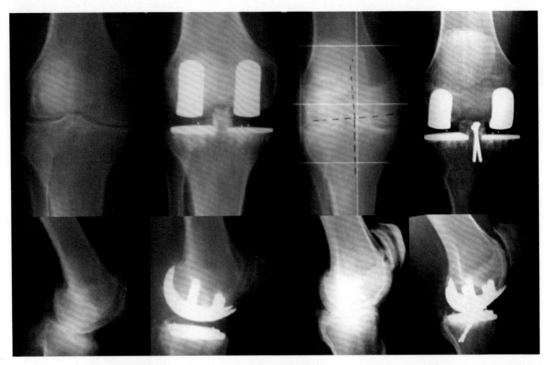

图 9.1　两个双侧单间室假体：63 岁男性左膝 17 年的随访，男性脊柱裂患者右膝 15 年随访。

者，但髌骨侧无症状，交叉韧带完整，屈曲畸形 <10°，内翻外翻畸形 <15°，膝关节活动度（ROM）> 90°，胫骨骨缺损 < 12 mm[1-4]。影像学评估基于标准的正位片，侧位片以及轮廓投影，根据 Ahlback 量表，显示出胫股关节退变大于 Ⅰ 度和髌股关节受累小于 Ⅱ 度。此外，在负重的全长正位 X 线片中，可以计算机械轴，显示正确的变形范围。在某些情况下，磁共振成像显示出组织不稳定性的特征，如 ACL 缺陷和髌股状态。临床上膝关节必须相当稳定，由软骨磨损造成的韧带轻度松弛在可接受范围内。胫股侧体征普遍存在，如步行和上下楼梯时的疼痛或肿胀。患者年龄和体重不受限制，但是对于具有良好活动水平和 BMI <32 的年轻患者（<65 岁），特别推荐使用该方案。实际上，双侧单髁膝关节置换术（UKR）假体适用于对膝关节活动度要求较高的年轻患者。在一些特定的病例中，患者双侧胫股间室退变，符合双侧 UKR 的手术指征，但同时可合并 ACL 缺损而限制了双侧 UKR 的使用，可在进行 ACL 重加手术的同时行双侧 UKR 手术，特别是 60 岁以下的男性。在患者筛选时，继发性髌股关节退行伴有膝前疼痛的患者需要特别注意。评估标准为：临床表现，下肢力线和负重位的 X 线片，以及术中可见 Ⅲ/Ⅳ 度中的软骨软化。除非与第二个参数（如 X 线或术中发现）相结合，否则单凭临床表现无法决定是否使用单侧股骨髁假体。在这种情况下，可选择双髁股骨组件，因为其能覆盖滑车表面，或者加入髌股关节假体也能满足要求（图 9.2）。

有时双侧 UKR 可用在 UKR 的翻修术中，这类患者由于行单侧 UKR 后邻近胫股关节退变和疼痛而需要翻修[3,4]。

显然，对于这种情况，根据过去的经验，

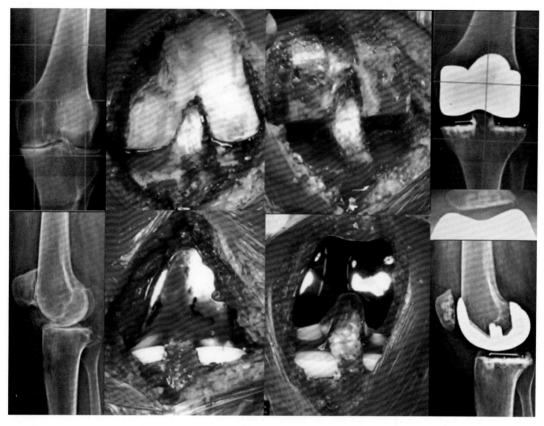

图 9.2　61 岁女性的双侧单间室假体及双髁股骨侧部件。

之前的 UKR 假体必须是稳定的，唯一的禁忌是聚乙烯磨损和 ACL 缺失(图 9.3)。

禁忌证是活动性炎症性关节炎，韧带不稳定，严重畸形和骨缺损>12 mm 的骨折。

9.4 手术技术

双侧 UKR 使用的手术技术与 UKR 相同，但应注意内外侧间室的不同。可选择两种不同的入路：两侧皮肤小切口或单独的髌旁内侧小切口。

对于第一种情况，手术应先从存在畸形的间室开始，一旦这一侧间室的病变通过假体的植入得到纠正，另一侧间室的问题也就迎刃而解。这种手术方案的优点是能够尽量减少对股四头肌的影响。因此，必须使用两个独立的假体来满足上述需要。在这种情况下，髌骨血管化是通过保护内上侧区域来实现的(图 9.4)。

对于第二种情况，手术入路的选择是微创的内侧髌旁的 8~10 cm 切口。在这种情况下，微创股内侧肌切口允许髌骨半脱位，充分地暴露内侧和外侧间室并避免髌骨翻转(图 9.5)。一旦间室暴露，首先对胫骨进行表面截骨。胫骨截骨后，在内侧间室沿着 AP 轴线倾斜 15°~20°，同时沿侧位轴线倾斜 10°~15° 进行截骨。水平截骨必须垂直于骨骺的轴线，以保证关节线的高度和倾斜度，避免任何后续的软组织松解。在大多数情况

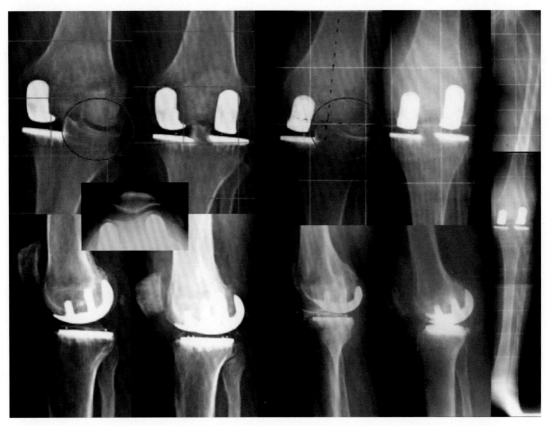

图 9.3　作为 UKR 翻修的两例双侧单间室假体：84 岁女性左膝随访 20 年，74 岁女性右膝随访 15 年。

下，矢状面（斜度）上胫骨的截骨在两个间室之间是不同的，外侧后倾为 0°~3°，内侧后倾为 3°~6°，以便实现术前解剖结构上的斜度并保留 PCL 稳定性。一旦胫骨侧截骨完成，必须考虑胫骨平台的不对称特征。外侧间室，相对于其形状而言，比内侧对称，半圆形假体较为合适。因此，最好使用具有更似半圆形形状的专用假体，才能使得外侧胫骨表面达到均匀覆盖（图 9.6）。

　　下一步包括植入试模后检查伸直稳定性，并标记股骨髁上的前界，用以寻找股骨前方正确的截骨位置。我们使用两个不同的张力导向器进行伸直位远端截骨和屈曲位后方截骨，校准相同的截骨量，以此获得平衡的屈伸间隙。首先，伸直位的远端截骨表

示所需的稳定程度，调整张力以避免过度矫正和松解。随后，膝关节呈屈曲位，在后髁上调整相同的校准量的张力以及切除量。从股骨髁上仅切除 2~3 mm，对应同等厚度所需植入的假体。从胫骨表面上，每个间室的切除厚度通常在 3~7 mm，在畸形侧切除量更少。这种方法可以解释为什么假体可以被认为是表面置换假体。此外，不需要进一步切除，因为如果遵循指征，则不需要形态校正。关于位置，组件的偏侧性是必要的。

　　假体的组件将被偏向一侧，用以维持屈曲伸直位中胫骨部件的垂直度。最后，植入具有不同尺寸和屈曲度的股骨组件，产生两个不同的曲率半径。这实现了相对于每个间室[3,4]的旋转轴线的活动度和稳定性。一旦

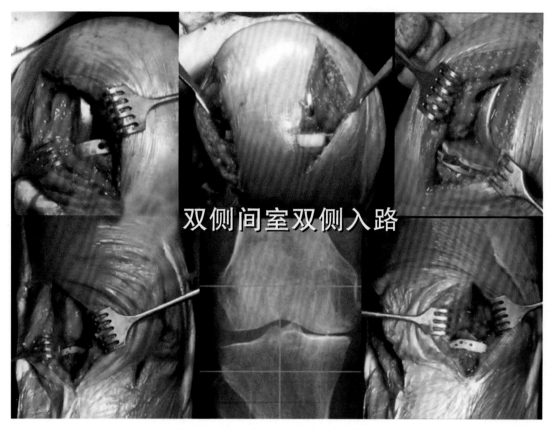

图 9.4　双侧微创入路:髌旁,内侧,外侧。

通过试模检测了稳定性，从表面去除硬化骨，随后进行钻孔和组件的骨水泥固定。首先将外侧胫骨组件骨水泥固定，再到内侧，最后为股骨部件。

　　上述重建也可以在严格挑选的年轻患者中进行，其中唯一的禁忌证是 ACL 缺陷。我们的第一个这样的患者在 1996 年做了手术（图 9.7）[5]。ACL 重建是通过关节切开、髌骨肌腱重建完成的。目前，我们倾向于早期使用关节镜来决定手术指征，并随之进行骨通道的建立。重建的韧带植入后，首先固定股骨侧，并采用双侧 UKR 技术进行关节重建。骨水泥固定完成后，随后再使用螺钉或骨钉将假体固定在胫骨侧（图 9.8）[6]。

9.5 假体的选择

　　我们从 1996 年开始积累髌骨肌腱使用的经验。自 2001 年以来,我们已将 UKR 和 bi-UKR+ACL 植入具有适应证的患者中。随后,我们用腘绳肌替代髌骨肌腱,以减少并发症的发生,特别是关节僵硬和膝前疼痛的风险,以及在用 TKR 进行翻修的情况下最终髌骨假体所造成的挑战。2001年,我们第一次使用关节切开联合腘绳肌重建 ACL,股骨侧行股骨交叉针固定和胫骨侧骨钉固定。自 2008 年以来,我们开始使用尸体假体[7],这样能够降低血肿和大腿

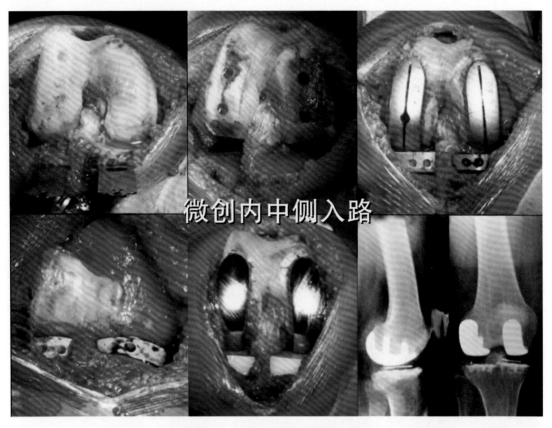

图 9.5　迷你股内侧肌入路:完全的双间室暴露,原位试模及 X 线掌控。

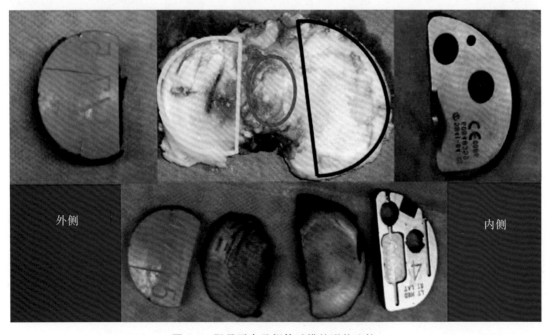

图 9.6　胫骨平台及假体试模的形状比较。

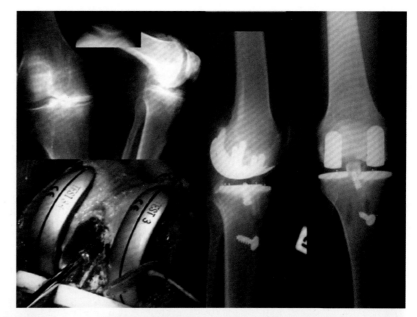

图 9.7　54 岁男性，前职业足球运动员，于 1996 采用了双侧单间室假体及 ACL 重建术，并保留了髌腱。

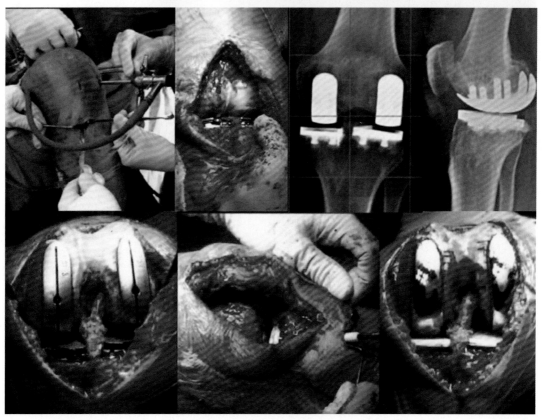

图 9.8　双侧单间室假体及现代 ACL 重建术：手术流程。

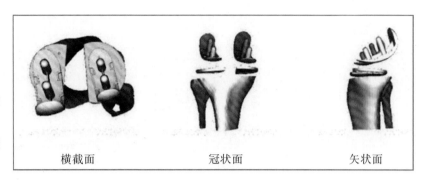

图 9.9 计算机断层扫描和基于 CAD 的模型：膝关节在胫骨解剖平面上处于中立位。

| 横截面 | 冠状面 | 矢状面 |

内侧、后侧疼痛的风险。除了成本之外，缺点还包括骨愈合欠佳和感染性疾病传播的潜在风险。

9.6 生物力学

我们由 Romagnoli 和 Banks[8] 在 Milano 的 Istituto Ortopedico Galeazzi 最新开展的研究结果显示，在单髁膝关节置换术中保留两个交叉韧带，更有可能赋予其正常的膝关节生物力学，从而更好地改善关节功能。两个交叉韧带的保留，使得全膝关节置换术能够提供更好的功能，所带来的益处明显优于切除一个或两个交叉韧带的关节置换术。我们对比了关节功能恢复良好的保留交叉韧带的 UKA 患者和双侧 UKA 患者，以确定膝关节活动是否有差异。纳入了知情同意的 8 位 UKA 患者（其中 7 例为内侧 UKA 和 5 例为双侧 UKA），采用侧方透视的方法来研究患者在跑步机步态，楼梯攀爬和最大屈曲活动期间的关节功能。通过使用每个膝关节定制的计算机断层扫描和基于 CAD 的模型进行形状匹配，以确定上述两组患者（内髁 UKA vs 双侧 UKA）的 3D 运动学（图 9.9）。

结果显示，UKA 患者膝关节最大屈曲度为 135°±14°，双侧 UKA 患者最大屈曲度为 123°±14°（$P=0.22$）。在膝关节屈曲 0～30° 爬楼梯期间，UKA 组患者股骨内髁后移 3.5±2.5 mm，双侧 UKA 组股骨内髁后移为 4.7±1.9 mm（$P>0.05$）。而双侧 UKA 组患者屈膝 0°～30° 时外髁后移为 5.0±2.3 mm。对于内侧髁，UKA 患者后移为 1.5±1.6 mm，而双侧 UKA 组患者后移为 5.1±2.2 mm（$P \ll 0.05$）。双侧 UKA 组患者后外侧髁移位为 3.8±3.4 mm（图 9.10）。

膝关节表面置换术中的两个交叉韧带的保留，似乎是保持膝关节正常运动的基本特征：膝关节屈曲时股骨后滚和胫骨内旋。爬楼梯期间内侧髁运动学没有差异，表明单髁和双髁组具有类似的膝关节功能。双髁组中内侧和外侧髁移位的模式和程度之间明显的相似性令人惊讶，说明对于交叉韧带完整的膝关节而言，外侧髁比内侧髁移动范围更大。两侧髁在脚跟着地时，都向胫骨后方移动 5 mm，表明股骨在受到冲击和负重时可动态地向后方滑动。这些观察结果表明，膝关节的动态装置不能消除由膝关节外来负荷所引起的被动性不稳。

9.7 并发症

手术失败的原因可以是术中的或术后

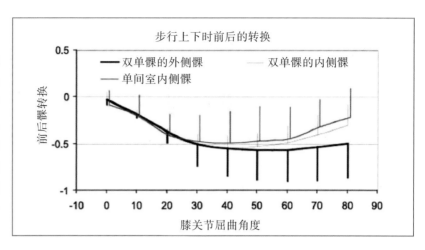

图 9.10　在 7 例 UKA 患者及 5 例双侧 UKA 患者在行走过程中股骨髁的前后位(AP)移动。两组相比，内侧髁移位无统计学差异，同时在双侧 UKA 组中内侧髁与外侧髁移位也无统计学差异。

的。术中，组件的定位不佳、髁间隆起骨折、韧带平衡不良和骨水泥固定失败是可能的术中并发症。在术中发生胫骨隆起骨折时，应在骨水泥固定假体前可以用两个交叉的皮质骨螺钉来固定。术后并发症包括髌股关节退变、继发性韧带退变性松弛、无菌性假体松动和聚乙烯磨损。化脓性松动的发生率与其他假体手术相同[3-4]。

9.8 患者和方法

2001 年 1 月至 2010 年 1 月，本院高年资外科医生进行了 71 例双侧 UKA 膝关节置换术，其中 68 例患者进行随访。平均随访时间为 6 年(最长 11 年)。患者的选择主要根据临床和放射学的症状和体征。从临床表现上，手术的指征是：膝关节疼痛，无髌股关节症状，<10°固定屈曲挛缩，运动范围>90°，患者没有关节炎症、血色素沉着病、血友病、髌旁压痛，髌股关节症状或关节不稳定。纳入患者包括女性 41 人，男性 27 人，患者平均年龄 67 岁(范围 47~81 岁)。他们的平均身高为 167.3 cm(156~183 cm)，平均体

重为 74 kg(53~92 kg)(图 9.11)。

1 例患者既往接受高位胫骨截骨术(HTO)治疗，两例患者双侧股骨髁坏死，1 例胫骨平台后侧骨折，1 例为脊柱裂，1 例为脊髓炎但肌力良好，1 例为 ACL 损伤行韧带重建术。在手术中，根据 Ahlback 分类，患者不超过Ⅰ度胫股关节病变和退行性变。患者前 3 年每年随访 1 次，然后每 2 年进行 1 次随访。在最近的 71 例膝关节随访中，对所有 68 例患者均进行了评估：65 例通过临床及影像学(68 膝)评估，3 例患者因无法前往医院仅通过电话访问。所有患者对术后疗效均表示满意。采用 HSS 评分 (Hospital for Special Surgery) 系统对术前及术后随访时膝关节功能进行评分，行膝关节负重的正位，侧位和髌骨轴位进行影像学评估。影像学评估包括机械和解剖轴线，在划分的 11 个区域的骨水泥界面和假体–骨水泥界面寻找透亮线并评估其程度。随着时间延长，透亮线范围增加，或透亮线从一个区域延伸至另一区域，则该透亮线被认为是进行性加重。另外，对侧间室和髌股关节的术前 X 线片是作为评估髌股关节影像学进展的基线，并从影像学角度分为 4 级：1 级影像学变化

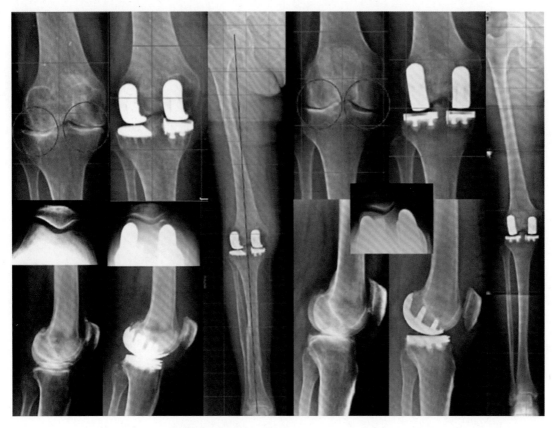

图 9.11　两例双间室假体:左侧为 69 岁女性;右侧为 64 岁男性。

定义为关节间隙无明显狭窄,但具有影像学改变,如骨赘形成。2 级影像学变化定义为不超过 25% 的关节间隙减少。3 级影像学变化定义为不超过 50% 的关节间隙减少。4 级影像学变化定义为 ≥50% 的关节间隙减少。Kaplan 生存分析用于评估以翻修作为终点的长期疗效。

9.9 结果

临床方面,HSS 评分从术前的 59 分(42~68 分),改良至术后的 92 分 (70~100 分)。ROM 从术前平均 104.7°(80°~130°),上升至最终随访时的 124.7°(102°~136°)。其中 58 例患者膝关节 ROM>120°。64 例患者疼痛完全缓解(94%),两例患者轻微或偶有疼痛(3%)(图 9.12)。

在最近的随访中,64 例患者(94%)对手术效果十分满意,2 例患者(3%)对手术满意,2 例(3%)患者在术后 5 年及术后 5.5 年表现出对手术效果不满意。

在影像学上,术后连续的影像学资料显示,无一例假体出现松动或移位。没有骨溶解的影像学证据。平均术前畸形范围为内翻 12°至以机械轴为准外翻 7°。术后下肢力线,以机械轴为准,外翻 2.2°(范围:3°内翻至 2°外翻)。

在 57 例中(80.2%)髌股关节无放射学进展,但 14 膝(19.7%)有 2 级的退变。

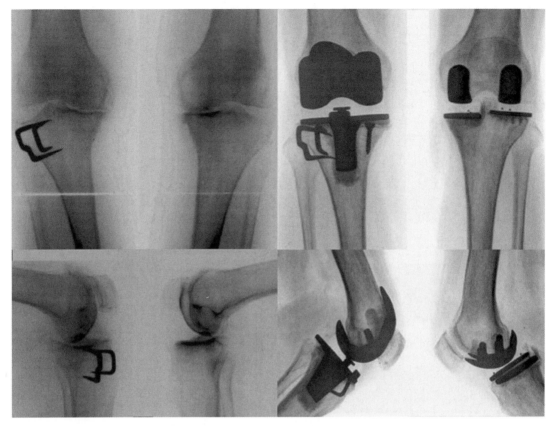

图 9.12　左膝双侧假体(双髁) 16 年随访。

　　两例患者接受翻修手术(表 9.1)。第一例患者于术后 5 年因膝关节前侧不稳和髌股关节退变行翻修术,另一例患者于假体植入后 5.5 年,因持续性膝前疼痛行翻修术;在第一例中,这可能是由于渐进性 ACL 退变引起的不稳定性,患者由于连续的膝前疼痛而进行了翻修手术。关节囊韧带的不稳定是 ACL 缺失的明显证据;在手术期间确定了髌股关节退变(图 9.13)。

　　第二例患者,翻修手术中通过病理活检确定为类风湿性关节炎。在任何一例患者中都不存在假体不稳定或聚乙烯磨损。在 HTO(n=1),胫骨平台骨折(n=1),股骨髁坏死(n=2),脊柱裂(n=1),脊髓灰质炎(n=1),现代 ACL 重建(n=1)所有的病例中未报道

过失败。11 年累积生存率为 94.90%(表 9.1,图 9.14)。

9.10 结论

　　在尝试实施真正的微创和组织保留手术时,需要在假体植入时保留或重建膝关节的完整性及功能性结构,选择双侧 UKR 是一种可能的解决方案。在年轻、活跃的患者中,特别是男性<60 岁,并患有胫股关节炎,但在髌骨无症状、ACL 完整的患者中强烈推荐。在这些对关节功能要求较高的患者中,该手术方案术后康复快,日常活动中,步态非常接近正常人,且膝关节活动范围 ROM

表 9.1　61例双髁膝关节置换术的生存情况

术后时间	初始病例	失败例数	宽度	失访例数	暴露于危险的例数	失败%	成功%	生存率	var%	SE%	失败原因
0~1	71	0	0	0	71	0.00	100.00	100.00	0.00	0.00	
1~2	71	0	7	0	67.5	0.00	100.00	100.00	0.00	0.00	
2~3	64	0	7	0	60.5	0.00	100.00	100.00	0.00	0.00	
3~4	57	0	10	0	52	0.00	100.00	100.00	0.00	0.00	
4~5	47	1	8	0	43	2.23	97.67	97.67	5.16	2.27	不稳
5~6	38	1	4	0	36	2.78	97.22	94.90	12.77	3.57	不稳
6~7	33	0	7	0	29.5	0.00	100.00	94.90	15.58	3.95	
7~8	26	0	6	0	23	0.00	100.00	94.90	19.98	4.47	
8~9	20	0	9	0	15.5	0.00	100.00	94.90	29.65	5.45	
9~10	11	0	6	0	8	0.00	100.00	94.90	57.45	7.58	
10~11	5	0	5	0	2.5	0.00	100.00	94.90	183.83	13.56	
共计		2	69	0							

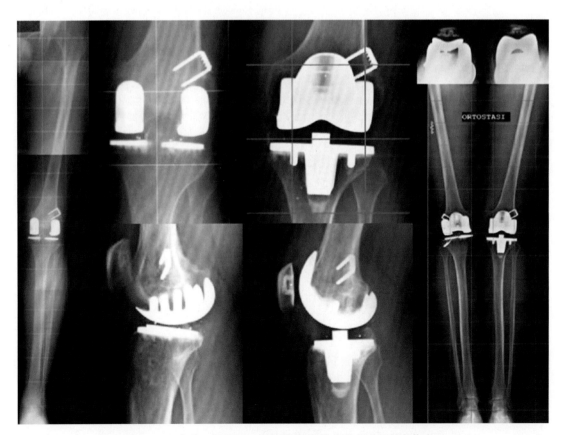

图 9.13　术后 5 年因 ACL 缺乏和髌股关节退变引起的翻修术。

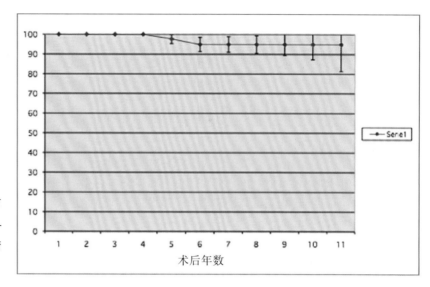

图 9.14 双髁膝关节置换患者的 Kaplan–Meier 生存曲线，详情请见表 9.1。

比最佳系列 TKA 更大。此外, 生存曲线显示出与 TKA 的生存率非常接近。双侧交叉韧带保留膝关节置换术, 即使不常见, 也可以提供高水平的功能活动以及保持正常膝关节基本特征的膝关节运动。

(包显超 译 沈 彬 审)

参考文献

1. Romagnoli S, Boniforti F, Cavazzuti G, Castelnuovo N, Verde F (2005) Biomechanik und Arthrose. In: Buckup K (ed) Die unicondylare Schlittenprothese (Unicompartmental Knee Arthroplasty). Steinkopff, Darmstadt
2. Romagnoli S, Verde F, Bibbiani E, Castelnuovo N (2008) La Bimono. G.I.O.T. 34 (suppl. 1)
3. Romagnoli S et al (2007) Bi-uni knee replacement. Basic science, Clinical Repair and reconstruction of articular cartilage defect: current status and prospect. Timeo Editore, Bologna
4. Romagnoli S, Verde F, Bibbiani E et al (2010) Bi-unicompartmental knee prostheses. In: Scuderi GR, Tria AJ (eds) Minimally invasive surgery in orthopaedics. Springer, Heidelberg, pp 327-40
5. Romagnoli S, Camera A, Bertolotti M, Arnaldi E (2000) La protesi Bimonocompartimentale con rispetto ricostruzione del LCA. Il Ginocchio, vol.19
6. Romagnoli S, Verde F, Eberle RW (2006) 10 year minimum follow-up of medial unicompartmental knee arthroplasty with the allegretto prosthesis. JBJS-BR 88-B, Suppl I:100
7. Romagnoli S, Verde F et al (2011) La protesi mono-compartimentale con ricostruzione del LCA. In: Confalonieri N (ed) La protesi monocompartimentale del ginocchio. CIC Editore
8. Romagnoli S, Banks SA, Fregly BJ, Boniforti F, Reinschmidt C (2005) Comparing in vivo kinematics of unicondylar and bi-unicondylar knee replacement. Knee Surgery, Sports Traumatology, Arthroscopy. Springer, Berlin

组织保留手术（ＴＳＳ）和计算机辅助膝关节重建手术（ＣＡＳ）：双侧单间室手术和全膝关节置换术

Norberto Confalonieri，Alfonso Manzotti

10.1 引言

21 世纪初，首先从美国开始的一种全新，微创的重建手术在骨科领域中逐渐开始发展。同样，微创全膝关节置换术因其术后恢复快，理论上减少了出血量，降低了经济成本而普及程度越来越高[1-3]。然而，对日益增长的市场感兴趣的公司所面临的经济压力在发展这些新趋势方面发挥了重要作用。然而，外科医生和制造商常常认为侵入性较小的外科手术需要更小的手术入路来植入与传统方法所使用的相同的假体，甚至实施所谓的具有新的潜在风险的"key-hole 手术"（下肢力线不佳，撕脱和局部伤口问题）。最近，不同的学者建议在全膝关节置换中应谨慎使用这些微创技术[4,5]。

在欧洲，甚至在微创手术兴起之前，曾有人假设真正的微创手术不应该被定义为仅仅是较小的皮肤切口，而是针对所有的组织而言，包括交叉韧带，以及使用新工具和较的小假体来保留良好的膝关节运动轨迹。这种理论最近被重新定义为组织保留手术[6]。

这可与称之为人本主义的哲学思想做个大胆的比较，人本主义起自 1400 年前的意大利，思想家如库萨诺（Cusano）、萨翁-阿罗拉（Savonarola）、洛伦佐·德美奇（Lorenzo de Medici）在皮塔戈拉（Pitagora）、泽诺内（Zenone）、苏格拉底（Socrates）这些古代地中海哲学家的影响下，第一次考虑到将人类作为宇宙的中心。同样地，从 1900 年初开始，美国就开创了一个名为"新人文主义"的"新"意识形态，通过把已发展 500 余年的哲学思想传入欧洲继而影响了整个世纪。

即使在欧洲的微创时代之前，单间室膝关节置换术（UKR）和髌股关节置换术（PFR）也曾广泛作为治疗膝关节炎的外科术式，旨在仅替换损伤的间室，保留韧带并维持正常的关节生理运动学[7-10]。近期，甚至在文献中，良好的研究结果显示这种微创的、更符合生理学特性的治疗膝关节炎的术式备受骨科医生们的青睐[11-13]。

　　同样地,在欧洲,有些外科医生多年来一直在尝试使用不同的小型假体,以真正实现为患者量身定做,但在文献中关于长期随访结果的报道并不多[14-17]。2010 年,Heyse 等报道了 UKR+PFR 协会的 12 年随访结果,同时报道了良好的临床效果和患者的满意度,并将其定义为高要求的手术[18]。2010 年,Paralte 等公布了双侧 UKR 和 UKR + PFR 的 17 年随访结果,生存率分别为 78% 和 54%[19]。同样,所有的作者都强调,如何将这种针对膝关节炎的高要求的定制手术预留给特定的患者,而这些手术是在专门的有经验的中心进行的[17,20,21]。

　　然而,整个骨科领域正在关注这些组合的假体。2010 年,Köck 等公布了 220 个骨科和 230 个创伤外科的匿名调查结果,报道显示,有 43.4% 的外科医生认为,对于合并有髌股关节炎的患者行双间室关节置换术可能是较佳的治疗方案[22]。

　　已有计算机辅助手术来帮助外科医生进行重建手术,调整假体的力线和改进手术操作流程。在文献中,不同的作者已经阐述了在传统的膝关节置换手术中,采用计算机辅助技术可获得更好的下肢力线,尽管需要使用不同的操作系统,手术时间较长[23-26]。

　　然而,仅有少量的研究分析导航在小型假体(主要是 UKR)中的应用,研究证明其仅仅在术后力线方面优于 TKR,而其他方面并不占优[27-30]。

　　计算机/机器人辅助手术可以在高要求的手术中进一步凸显其优势:它可以帮助外科医生恢复关节线的正常高度和后倾,也可以根据下肢力线和软组织平衡帮助外科医生衡量截骨量,这可能在放置小假体手术时更为明显[30,31]。

　　基于他们在计算机辅助(CAS)TKR 中的使用经验,有 1000 多个假体采纳了新改进的专用软件,作者甚至探索了这些双间室假体(bi-UKR 和 UKR+PFR)试图更加容易地再现这个高要求的手术[30]。自 1988 年以来,他们使用了几乎所有的假体,植入了 900 余例 UKR;自 1998 年以来的双侧 UKR,自 2005 年以来的 UKR+PFR,以及 2007 年以来的 UKR+PFR 采用单块股骨组件,具有>200 例的组合假体的经验。此外,2003 年,他们采用导航技术来提高准确性和外科技术的重现性,这些患者-特异性仪器甚至比在 TKR 中更有用。

　　在本章节中,作者将自己在膝关节重建微创手术中的经验进行汇总,这些是通过对这些"定制假体"的性能及其与 CAS 相关联的潜在优势分析得出的。

10.2 双间室膝关节置换

　　自 20 世纪 60 年代末期最早的无铰链假体出现以来,在 TKR 中关于保留前后交叉韧带的问题就开始被人思考。在 Andriacchi 等的步态研究中,保留前后交叉韧带的膝关节是唯一可以保持膝关节正常屈曲的关节置换手术[9]。同样,Stiehl 等证明双侧交叉韧带保留的 TKR 通常在膝盖用力弯曲时出现生理性股骨后滚,限制其前后的活动并维持其各个位置始终位于中立位矢状面[32]。

　　尽管以上生物力学研究结果令人满意,但文献首次报道的早期设计的假体应用于患者后治疗效果不佳,相对于传统假体而言失败率更高。Lewallen 等在多中心 TKR 的

10 年随访研究中报道了生存率仅为 66%[16]。同样,Morrison 等最近报道了与 TKR 相比的为期 2 年前瞻性研究的早期不良结果,但显示出更好的早期刚度[21]。然而,近期新的产品及外科技术不断出现。Cloutier 等在 1991 年报道了双交叉韧带保留置换术, 其 9~11 年的随访研究证实其成功率是 96%[33]。

世界各地的一些外科医生多年来一直使用比上述双交叉韧带保留 TKR 侵入性更小的假体,运用两个 UKR 同时处理内外侧间室。与 TKR 相比,这种方法的好处包括保留了更多的组织,减少了手术的并发症和更容易进行翻修。另外,最近的一项研究表明,bi-UKR 与 TKR 相比,更符合整个膝关节的生物力学[7-9]。Fuchs 等报道,保留双侧交叉韧带的假体可以达到至少与 TKR 相似的功能结果,不会增加任何新的关节炎病情的进展[8]。膝关节置换术后患者目前的预期包括膝关节外形正常,活动自如,与正常膝关节相比,双侧 UKR 可以显现更佳的生物力学相似性,可能更符合这些期望。

10.2.1 计算机辅助双间室 UKR 手术技术

自 2001 年以来在我们科室,基于不使用计算机断层扫描(CT)的计算机辅助导航系统的不同系统已经用于>1000 例关节置换(膝关节和髋关节)。这些导航系统,在手术期间可以提供所有的数据。我们将手术视为两个不同的间室置换。我们首先修复损伤最严重的间室,通常内翻先修复损伤内侧间室,外翻先修复外侧间室。

步骤 1:根据个人的手术习惯准备术区。但是患者取仰卧位,双下肢外展以便膝关节较为容易地屈曲 90°。在大腿侧面放置

支撑,以便在膝盖弯曲状态下使下肢仍保持合适的位置。术者应立于患者面前,能够不断地检查患者机械轴。

步骤 2:在手术过程中,我们总是将金属定位器放在髋部的正中,作为肢体力线的参考,以保证反复检查下肢力线和股骨假体组件的正确定位 (髋部 X 线可以显示金属定位器的位置)。

步骤 3:患者在麻醉下,外科医生应对患肢畸形进行评估,并判断通过人为因素判断膝关节可以矫正的程度。

步骤 4:膝关节屈曲 90°时,皮肤切口不应超过内侧或旁内侧方向的 12~14 cm。髌骨只能被拉开而不能被翻转。

步骤 5:首先进入损伤最重的间室,取出半月板,保持关节囊后壁完好无损。我们考虑两个不同的假体(内侧首先内翻和外侧首先外翻)有两个不同的斜度,胫骨截骨量和关节间隙(图 10.1)。

步骤 6:通过<1 cm 的微小皮肤切口,插入计算机扫描仪的红外线反射二极管(LED)的螺丝。一个二极管应位于股骨上,一个二极管位于胫骨上, 两者距离关节线 10 cm。将第三个二极管安装到脚上,并将其夹到由弹性带固定的外部金属支架上。继续使用计算机进行下肢数据采集。只需移动肢体并使用数学模型,导航器就可以确定穿过股骨头的旋转中心以及膝关节和踝部的中心轴线。通过移动指针获取受损更重的胫骨平台的最深点,然后是其他胫骨间室的最深点,胫骨平台的中心,股骨后髁,股骨上侧皮质以及内上髁和外山髁,根据屏幕上的指示逐步进行(图 10.2)。

步骤 7:根据屏幕上报道的数据,外科医生可以调整数字重新计算畸形和可被纠

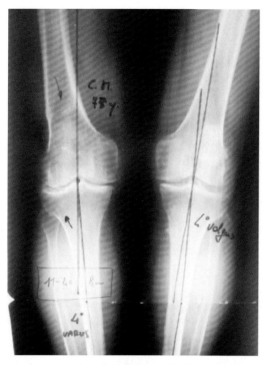

图 10.1　女性高尔夫爱好者,右膝创伤性骨关节炎。

正的程度。数据处理系统会在屏幕上显示在整个给定的运动范围内下肢在正位和侧位的功能状况。它能推荐假体大小,根据畸形计算截骨量,以及立体假体的对准。

步骤 8:人为自主地矫正畸形;否则,外科医生应该在系统的直接控制下松解韧带。

步骤 9:固定胫骨切割导板并将移动二极管连接到计算机。根据术前计划进行截骨,其方向(内翻–外翻)在显示屏上引导和检查。后倾将几乎接近正常,约 5°,甚至可依据假体的坡度。在有完整前交叉韧带(ACL)的膝关节中,关节间隙在屈曲时减小,外科医生应常注意到双侧后倾和后面切除量都可影响该值。固定导板后,使用摆动水平刀片进去垂直切割,靠近 ACL 插入点,沿前后方向移动。然后换成一个"薄片"刀片进行水平骨切割。

步骤 10:移除骨块后,插入胫骨试模组件。组件的大小应等于移除的骨量,高度取决于屈曲或伸展时修正的偏心轴。计算机允许在整个运动范围内检查矫正的力线。在膝关节完全伸直时,标记股骨髁上胫骨试验组件的前缘,以确定股骨组件的大小。

步骤 11:股骨侧使用专用切割导板。它必须与胫骨部件平行并垂直于股骨机械轴线,以实现整个膝关节运动范围内组件之间的最大接触面。去除股骨髁软骨,为股骨植

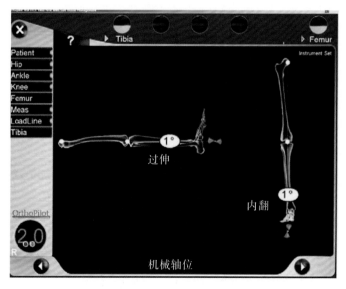

图 10.2　机械轴及关节畸形的电脑反馈。

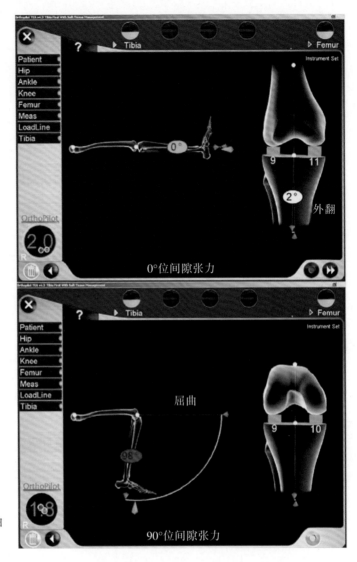

图 10.3　内/外侧间室在伸展与屈曲过程中的关节间隙。

入物做准备。

　　步骤 12:定位试模组件,检查机械轴和韧带平衡,以便在计算机屏幕上读取运动中下肢的数值和形态。

　　步骤 13:恢复韧带无张力状态下下肢体正常的力线。在导航系统的控制下,对应的胫股组件应相互接近。根据屈曲和伸直间隙来选择切割的高度。在任何情况下,它必须<11 mm(假体厚度-偏心角-关节间隙=最小切口)。我们最新版本的导航系统提供了撑开器并按照以毫米计算打开的关节间隙。

这在屈曲间隙狭窄的病例中尤其有帮助,我们必须在股骨后髁上的后坡度和截骨上实施调整(图 10.3)。

　　步骤 14:定位股骨试模组件,并确定最终的胫骨假体厚度,并根据伸展和屈曲以及机械轴接近 180°的方式决定最佳韧带平衡,而不会产生偏差或反向弯曲。一切都以数值显示在计算机上,并通过下肢图象显示。

　　步骤 15:我们首先植入两个胫骨组件,然后植入股骨组件;肢体应伸直足部牢固地压靠在术者的胸部,以完成操作。数据的最

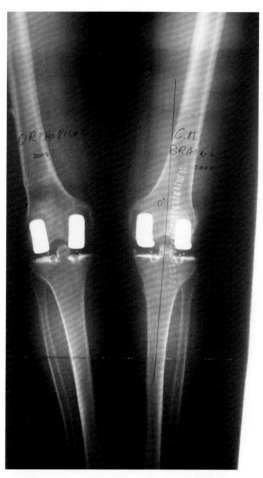

图 10.4 图 10.1 中的同一位患者,2 年后她为左膝选择了相同的假体。

终记录由患者个体化计算机文件图表来执行(图 10.4)。

10.2.2 我们对双侧 UKR 的经验

自 1999 年以来,我们在严重掌握适应证的前提下 (<每年膝关节置换量的 5%)实施双侧 UKR。我们的手术入路涉及一个大约 12~13 cm 髌前正中切口与单一的前内侧关节切开和向外牵拉髌骨暴露术野。在所有病例中,首先实施内侧 UKR。实现了通过替换疾病受累最严重的间室来重新纠正肢体力线。在术前可以确定从胫骨的内侧部分切

除骨量用于纠正肢体的力线。这个计算是基于轴向的畸形和假体的厚度。最小胫骨骨切割量由假体厚度和轴向偏心角之间的差异来确定[6]。例如,如果患者的内翻畸形为 8°,并且所使用的假体的厚度为 11 mm,则计划要切除的最小内侧胫骨约为 3 mm。使用这种技术,从外侧间室切除的骨量应等于假体的厚度。2006 年,我们对至少 3 年的术后患者进行回顾性随访(平均 57.8 个月),我们在 23 名前瞻性地采用了双 UKR 的患者中吸取了这些假体的经验[17]。术前,根据西安大略和麦克马斯特骨关节炎指数(WOMAC)和膝关节协会评分(KSS)进行评估。最近的随访中,经 WOMAC 评分结果为疼痛 1.9 分,僵硬为 0.6 分,功能为 4.8 分。膝关节协会(KSS)评分平均为 84.6,功能评分平均为 86.3,UKR 专用结果评分[意大利骨科 UKR 用户组(GIUM)]平均为 78.1,无异常结果。所有患者对治疗效果满意,并将再次进行相同的治疗。术后没有需要行翻修的患者。最常见的并发症发生在术中。3 例(12.5%)假体移植期间发生胫骨棘的术中骨折,这可能与 ACL 过度紧张有关。所有骨折均经术中内固定治疗。这种骨折对最终结果没有不利影响。为了避免这个并发症,自 2003 年以来,一种更为精确的双侧 UKR 计算机辅助技术被成功引入[30],可以获得伸屈状态下假体良好的平衡,同时不会造成 ACL 胫骨止点的紧张。

10.3 髌股置换和单间室置换

单间室与髌股假体的联系是当今最热

门的话题之一[18-20]。像双侧 UKR 一样，保留完整的 ACL，同时治疗磨损的髌股关节以及其中一个胫股间室可能对现代膝关节外科医生更有吸引力。微创手术技术非常适用于这种手术，与 TKR 相比，术后患者恢复得更快[20]。专门针对病理性间室而无损失正常骨量和韧带的治疗，可以快速恢复膝关节正常活动，增加了膝关节稳定性并减轻术后疼痛。即使对于这种联系，我们的目标是扩大膝关节单间室置换的适应证，保留完整的 ACL，以保持正常的膝关节生物力学。

10.3.1 计算机辅助 UKR+PFR 手术技术

手术入路是根据要处理的胫股间室的前内侧或前外侧的髌旁入路开始。损伤的胫股间室是首先被替换的，使用双侧截骨和胫骨假体高度来矫正畸形，以恢复接近 180° 的机械轴(例如，11° 的内翻畸形可以用 3 mm 的截骨联合 8 mm 胫骨部件高度来矫正)。同样，良好的下肢力线可以获得更好的髌骨运动轨迹，同时减少了髌骨的倾斜。选择股骨髁假体尺寸时需要特别注意，以避免这一部件与滑车槽中的股骨组件发生潜在的撞击。在胫股间室内放置试模组件，随后外科医生处理髌股关节使髌骨脱位。股骨滑车表面置换时需要仔细观察其大小和仔细清除骨赘后的旋转功能。

使用正确尺寸的合金组件进行髌骨表面重塑，减少髌骨宽度，并且在某些情况下松解支持带以改善髌骨轨迹。在以后的手术中，作者没有对任何患者进行髌骨置换，手术中仅仅准确地去除骨赘并进行髌周烧灼。假体均采用骨水泥固定。用于 UKR 和 PFR 植入的专用软件可以改善手术技术。同样

地，在整个手术过程中(如 TKR)，通过专业软件可以了解肢体力线、截骨量、髌骨轨迹和倾斜度，这将大大有助于外科医生重建一个更加"生理性"的关节。

10.3.2 我们在 PFR 和 UKR 方面的经验

我们的经验限于 54 例。我们回顾性地分析了 21 位患者 (Acuris+Journey,Smith & Nephew, Memphis, TN, USA)，假设双间室植入可以获得具有可比性的结果。所有这些患者都使用计算机辅助技术来评估过去两年的髌骨轨迹。该研究前瞻性纳入 14 例前内侧和 7 例前外侧假体，总共 21 例。所有膝关节均稳定，并同时使用 UKR 和 PFR 进行选择性重建。

所有双间室假体均由同一外科医生进行。手术时间，住院时间和术中、术后并发症都被记录。术后至少随访 20 个月，与实施了保留交叉韧带性 TKR 进行比较，每个病例都能匹配类似的情况。在两个手术过程中，使用计算机辅助设备 (Vector Vision, BrianLAB,Munich,Germany)。匹配标准是：性别、年龄、术前运动范围和关节炎等级。在这两种情况下，在所有情况下都使用 WOMAC、韩国膝关节评分(KKS)和 GIUM (Italian Orthopedic UKR Users Group)进行临床评估。所有膝关节都按统一流程进行影像学检查。前 10 位患者中进行了髌骨表面重塑，最后一位患者仅去烧灼化处理。在手术期间，作者没有记录任何并发症。两组都没有翻修。UKR+PFR 组平均手术时间为 86 分钟 (范围：78~121),TKR-CAS 组平均手术时间为 81 分钟(范围：71~112)。住院时间差异无统计学意义。膝关节协会评分/功

能评分/GIUM 评分差异无统计学意义。UKR+PFR 组的 WOMAC 功能评分/僵硬指数优于另一组,差异有统计学意义。TKR 假体在统计学上可获得更好的机械轴线。

10.4 UKR+PFR 使用单体股骨组件

2007 年,一项革命性的双间室设计被提出,这是一种专门用于解决有内侧和髌股间室病变的装置,旨在保留外侧骨/软骨区和交叉韧带的同时减少整个组件的股骨部分。到目前为止,仅有两篇文献报道了使用这种独特新假体的短期随访研究(分别为 95 例和 36 例)[34,35]。Engh 等报道术后所有患者均没有行翻修术,且对这种假体高度满意[34]。Palumbo 等报道这种假体术后使用寿命很短率,并不鼓励采用[36]。显然,需要更长时间的随访和大型的前瞻性研究来评估其在选择性治疗膝关节炎中的疗效。

10.4.1 我们在使用单体股骨组件的 UKR+PFR 方面的经验

我们在过去 4 年间,对于这种假体经验仅限于例膝关节(Deuce,Smith and Nephew,Memphis,TN,USA)20 位患者 21 例膝。到目前为止,市面上还没有可用的导航系统来帮助外科医生进行手术,我们所有的病例均使用短的髓内导向器进行股骨组件安装和髓外导向器来进行胫骨组件安装。

至少随访 18 个月,对于这种特殊专用的前内侧保留 ACL 的假体,作者进行了一项短期前瞻性研究,将每一例都匹配到类似的已植入单独前内侧双间室膝关节炎的

TKR 组中。在前 9 例患者中,行髌骨表面重塑,剩余患者行髌周烧灼化处理。匹配标准(性别、年龄、术前运动范围和关节炎等级)和评估参数(手术时间,住院时间和所有术中术后并发症)与 UKR+PFR 研究相同。同样地,所有病例均使用 WOMAC、KKS 和 GIUM 临床评估,并使用相同的标准进行影像学检查。即使是这种新型假体,我们也没有发现任何并发症。Deuce 组一列患者术后 7 周由于屈曲不足(95°)在麻醉下进行了闭合手法松解。另一例患者由于不明原因疼痛在另外一家医院接受了翻修手术,术前没有松动或败血症迹象,在翻修后疼痛仍旧没有明显缓解。

Deuce 组平均手术时间为 64 分钟(范围:48~104),TKR 为 74 分钟(范围:59~110)。住院时间无明显统计学差异。两组之间膝关节评分和 GIUM 评分均无统计学差异。对于 Deuce 组患者,膝关节功能评分和 WOMAC 功能/僵硬指数在统计学上明显优于另一组。甚至在这项研究中,计算机辅助技术使得 TKR 组患者获得更加准确的机械轴线。

然而,以上两个短期前瞻性研究的结果表明,UKR+PFR 和专用的前内假体的联合是可进行选择性使用的,尤其是涉及至少和 TKR 一样的累及胫股和髌股关节的骨关节炎患者,术后功能恢复良好。

10.5 结论

流行病学研究发现,患者病变局限化、年轻化、活动量大是对保留软组织的手术如 UKR、PFR 及其关联手术的主要推动力[20,21]。随着半月板切除韧带重建术在活动量大的

患者中的应用,关节炎局部病变的治疗方案也正在朝多元化的治疗模式发展。

微创技术治疗膝关节炎继续向组织保留手术的概念发展[6]。最初对于小手术切口的热情已被非永久性优势和新的并发症所消减。外科医生不能因为仅仅手术切口小而通过牺牲韧带来植入假体就认为是新的微创操作。

小假体和保留关节生物力学可能代表了重建手术的新发展方向,本章描述的方法可能是一个非常有吸引力的手术方式[6-8]。使用计算机辅助可以帮助外科医生在标准化技术中重现这种高要求的手术。作者坚信根据患者疾病严重程度来选择不同种类的假体,运用计算机辅助技术来实现"个性化、实时的治疗"可能是今后几年最新和最有趣的改良方法。

(曾　羿译　沈　彬审)

参考文献

1. Haas SB, Cook S, Beksac B (2004) Minimally invasive total knee replacement through a mini midvastus approach: a comparative study. Clin Orthop Relat Res 428:8-73
2. Laskin RS (2005) Minimally invasive total knee arthroplasty: the results justify its use. Clin Orthop Relat Res 440:54-9
3. Lonner JH (2006) Minimally invasive approaches to total knee arthroplasty: results. Am J Orthop 35 (7 Suppl):27-33
4. Berend KR, Lombardi AV Jr (2005) Avoiding the potential pitfalls of minimally invasive total knee surgery. Orthopedics 28(11):1326-30
5. Dalury DF, Dennis DA (2005) Mini-incision total knee arthroplasty can increase risk of component malalignment. Clin Orthop Rel Res 440:77-81
6. Confalonieri N, Manzotti A (2006) Tissue-sparing surgery with the bi-unicompartmental knee prosthesis: retrospective study with minimum follow-up of 36 months J Orthopaed Traumatol 7:108–112
7. Banks SA, Frely BJ, Boniforti F, Reischmidt C, Romagnoli S (2005) Comparing in vivo kinematics of unicondylar and bi-unicondylar knee replacement. Knee Surg Sports Traumatol Arthrosc 13:551-6
8. Fuchs S, Tibesku CO, Frisse D, Genkinger m, Laaß H, Rosenbaum D (2005) Clinical and functional of uni-and bicondylar sledge prostheses. Knee Surg Sports Traumatol Arthrosc 13:197-202
9. Andriacchi TP, Andersson GB, Fermier RW, Stern D, Galante JO (1980) A study of lower-limb mechanics during stair-climbing. J Bone Joint Surg Am 62(5):749-57
10. Weale AE, Halabi OA, Jones PW, White SH (2001) Perceptions of out-comes after unicompartmental and total knee replacements. Clin Orthop 382:143-153
11. Eickmann TH, Collier MB, Sukezaki F, McAuley JP, Engh GA (2006) Survival of medial unicondylar arthroplasties placed by one surgeon 1984-1998. Clin Orthop Relat Res 17:167-175
12. O'Rourke MR, Gardner JJ, Callaghan JJ, Liu SS, Goetz DD, Vittetoe DA, Sullivan PM, Johnston RC (2005) The John Insall Award: unicompartmental knee replacement: a minimum twenty-one-year followup, end-result study. Clin Orthop Relat Res 440:27-37
13. Swienckowski JJ, Pennington DW (2004) Unicompartmental knee arthroplasty in patients sixty years of age or younger. J Bone Joint Surg 86-A Suppl 1(Pt 2):131-42
14. Swanson AB, Swanson GD, Powers T, Khalil MA, Maupin BK, Mayhew DE, Moss SH (1985) Unicompartmental and bicompartmental arthroplasty of the knee with a finned metal tibial-plateau implant. J Bone Joint Surg Am 67(8):1175-82
15. Goodfellow JW, O'Connor J (1986) Clinical results of the Oxford knee. Surface arthroplasty of the tibiofemoral joint with a meniscal bearing prosthesis. Clin Orthop Relat Res 205:21-42
16. Lewallen DG, Bryan RS, Peterson LF (1984) Polycentric total knee arthroplasty. A ten-year follow-up study. J Bone Joint Surg Am 66(8):1211-8
17. Confalonieri N, Manzotti A, Cerveri P, De Momi E (2009) Bi-unicompartmental versus total knee arthroplasty: a matched paired study with early clinical results. Arch Orthop Trauma Surg 129(9):1157-63
18. Heyse TJ, Khefacha A, Cartier P (2010) UKA in combination with PFR at average 12-year follow-up. Arch Orthop Trauma Surg 130(10):1227-30
19. Parratte S, Pauly V, Aubaniac JM, Argenson JN (2010) Survival of bicompartmental knee arthroplasty at 5 to 23 years. Clin Orthop Relat Res 468(1):64-72
20. Tria AJ Jr (2010) Bicompartmental arthroplasty of the knee.Instr Course Lect 59:61-73
21. Morrison TA, Nyce JD, Macaulay WB, Geller JA (2011) Early adverse results with bicompartmental knee arthroplasty a prospective cohort comparison to total knee arthroplasty. J Arthroplasty 26(6 Suppl):35-9
22. Köck FX, Weingärtner D, Beckmann J, Anders S, Schaumburger J, Grifka J, Lüring C (2011) Operative treatment of the unicompartmental knee arthritis - results of a nationwide survey in 2008. Z Orthop Unfall 149(2):153-9
23. Huang TW, Hsu WH, Peng KT, Wen-Wei Hsu R, Weng YJ, Shen WJ (2011) Total knee arthroplasty with use of computer-assisted navigation compared with conventional guiding systems in the same patient: radiographic results in asian patients. J Bone

Joint Surg Am 93(13):1197-202

24. Zhang GQ, Chen JY, Chai W, Liu M, Wang Y (2011) Comparison between computer-assisted-navigation and conventional total knee arthroplasties in patients undergoing simultaneous bilateral procedures: a randomized clinical trial. J Bone Joint Surg Am 93(13):1190-6

25. Khan MM, Khan MW, Al-Harbi HH, Weening BS, Zalzal PK (2011) Assessing short-term functional outcomes and knee alignment of computer-assisted navigated total knee arthroplasty. J Arthroplasty [Epub ahead of print]

26. Pang HN, Yeo SJ, Chong HC, Chin PL, Ong J, Lo NN (2011) Computer-assisted gap balancing technique improves outcome in total knee arthroplasty, compared with conventional measured resection technique. Knee Surg Sports Traumatol Arthrosc 19(9):1496-503

27. Konyves A, Willis-Owen CA, Spriggins AJ (2010) The long-term benefit of computer-assisted surgical navigation in unicompartmental knee arthroplasty. J Orthop Surg Res 31:94

28. Jung KA, Kim SJ, Lee SC, Hwang SH, Ahn NK (2010) Accuracy of implantation during computer-assisted minimally invasive Oxford unicompartmental knee arthroplasty: a comparison with a conventional instrumented technique. Knee 17(6):387-91

29. Jenny JY (2005) Navigated unicompartmental knee replacement. Orthopedics 28 (10 Suppl): s1263-7

30. Confalonieri N, Manzotti A (2005) Computer Assisted bi-unicompartimental knee replacement. Int J Medical Robotics and Computer Assisted Surgery 1(4):1-6

31. Lonner JH (2009) Modular bicompartmental knee arthroplasty with robotic arm assistance. Am J Orthop (Belle Mead NJ) 38(2 Suppl):28-3

32. Stiehl JB, Komistek RD, Cloutier JM, Dennis DA (2000) The cruciate ligaments in total knee arthroplasty: a kinematic analysis of 2 total knee arthroplasties. J Arthroplasty 15(5):545-50

33. Cloutier JM, Sabouret P, Deghrar A (1999) Total knee arthroplasty with retention of both cruciate ligaments. A nine to eleven-year follow-up study. J Bone Joint Surg Am 81(5):697-702

34. Engh GA (2007) A bicompartimental solution: what the Deuce? Orthopedics 30:770

35. Rolston L, Bresh J, Engh GA, Alois F, Kreuzer S, Nadaudad M, Puri L, Wood D (2007) Bicompartmental knee arthroplasty: a bone-sparing, ligament sparing, and minimally invasive alternative for active patients. Orthopedics 30(8 Suppl):70-3

36. Palumbo BT, Henderson ER, Edwards PK, Burris RB, Gutiérrez S, Raterman SJ (2011) Initial experience of the journey-deuce bicompartmental knee prosthesis a review of 36 cases. J Arthroplasty 26(6 Suppl):40-5

第 11 章

双间室置换术

Sergio Romagnoli，Francesco Verde，Michele Corbella，
Sara Zacchetti

11.1 引言

在过去的几年中，基于单间室膝关节置换术取得的优异的长期随访结果，单间室置换术(UKR)及多间室置换术越来越受欢迎，同时前交叉韧带(ACL)得以保留[1](图 11.1)。

这种假体的设计理念与软组织保留手术(TSS)理念相辅相成，旨在减少局部和整体的手术创伤，缩短患者术后的功能恢复期。

如今，"双间室"置换术是指髌股关节联合一个胫股关节间室的置换，同时保留膝前交叉韧带。对于年轻患者的置换手术而言，应严格准确地把握适应证，对于提高膝骨关节炎手术效果、假体的选择及手术技术是至

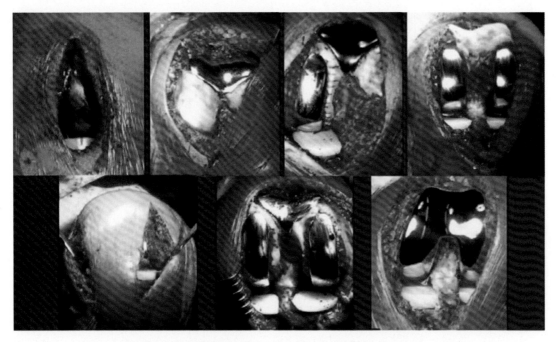

图 11.1 行全膝置换术前：27 年的随访经验(1985—2012 年)。

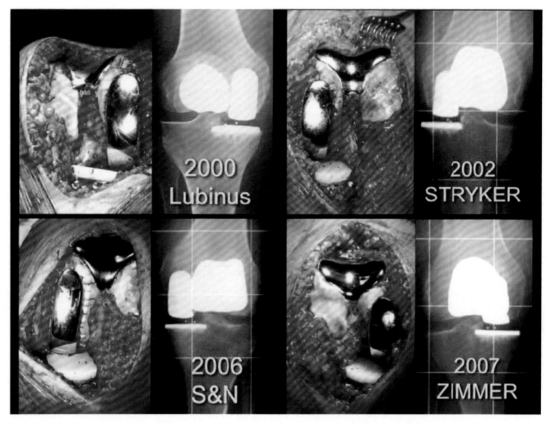

图 11.2　不同厂家的髌股关节假体合并 Allegretto(Zimmer) 单髁假体的多间室关节置换术。

关重要的。年轻患者期望值一般较高，尽量以最小的代价换取最大的手术收益。对于双间室假体而言，包含了单间室置换术及髌股关节置换术两者的优点：保留了前后交叉韧带，恢复了旋转力线，最大限度地保留了骨量，恢复了髌骨高度及髌骨轨迹，很好地模拟了膝关节的生物力学及形态学特征。这类手术的问题在于早期髌股关节假体没有得到很好的临床随访结果。

11.2 髌股关节假体的
设计

　　早在 20 世纪 80 年代，没有严格地把握适应证及假体设计缺陷 (Lubinus, Grammont, Cartier, Bousquet) 是临床随访结果不满意以及高失败率的主要原因。然而最近 15 年来，新型假体的设计取得了较为满意的临床结果。

　　我们对于新型假体的手术经验来源于最初的 Stryker 公司的 Avon 假体系统，之后的 Smith and Nephew 公司的 Journey 假体系统，再到最近的 Zimmer 公司的 NexGen 假体系统(图 11.2)[2,3]。NexGen 假体系统的优势在于其有针对左、右解剖型假体，而且还考虑了性别差异，针对女性设计了较小号的假体。其实，在 NexGen 假体系统的 5 种型号假体中，前 4 种型号的假体均为性别不同而做了相应的改进(图 11.3)。

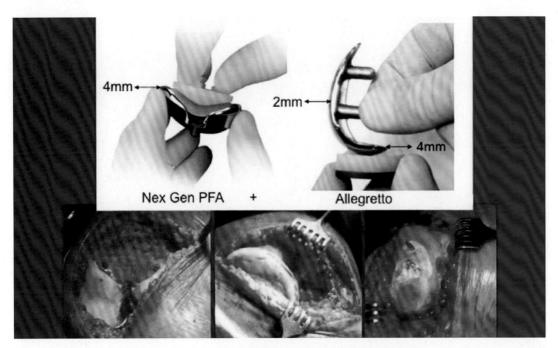

图 11.3 双间室关节置换术有两套置换假体。

在近期的文献中可以发现,其实男性和女性的髌股关节在解剖学上存在较大的差异。这也就可以解释具有显著髌股关节炎及慢性膝前痛的女性患者为什么直接接受了全膝关节置换术。NexGen 髌股关节假体系统由于性别差异而做了以下改进[4-7]:滑车沟外置 1.5~2 mm、外旋 3°[8-11]以及减少前翼缘厚度。

11.3 适应证

有些膝关节的关节炎具有这样的特征:胫股关节的单间室关节炎合并有症状的髌股关节退变。在我们的膝骨关节炎病例中,这种特征的患者占到 15%的比例,而单纯的髌股关节炎患者占到 4%。之前治疗双间室的骨关节炎方法基于内侧单间室置换或外侧单间室置换与髌股关节置换术相结合的方法。这种手术方式扩大了手术指征,并且减少了单间室置换术及髌股关节置换术对于患者选择的限制。然而这手术的最佳适应证是存在 "临界指征"(borderline indication)的两种患者,第一种是患有单间室的胫股关节炎合并有症状的髌股关节症状患者(胫股关节较重,髌股关节较轻);另一种情况为髌股关节炎较重,发展至髌股关节的外侧关节面"临界指征",同时又存在轻微的(力线不佳,内翻>3°或者外翻>5°)胫股关节炎进展(胫股关节较轻,髌股关节较重)(图 11.4 至图 11.6)[12]。

影像学评估包括膝关节正位、侧位及轴位片,患者的胫股关节退变大于Ⅰ级,髌股关节的评估使用 Ahlback 评分 (Ahlback scale)。当然双下肢负重全长片也是必不可少的,用于评估下肢的机械轴线及需要矫形的角度。磁共振检查可以评估膝关节的不稳定因素, 包括膝前交叉韧带损伤及髌骨不

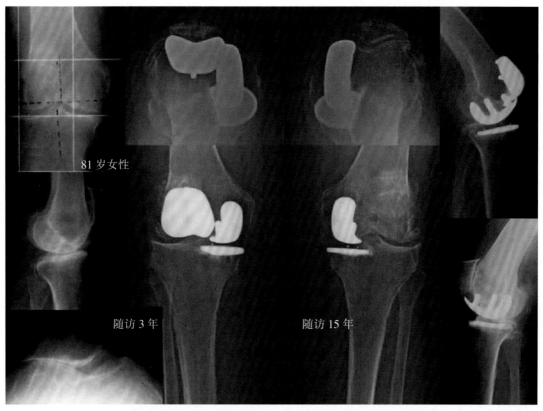

图 11.4　临界指征:先由于内翻或外翻发生胫股关节炎,之后发展为髌股关节炎。

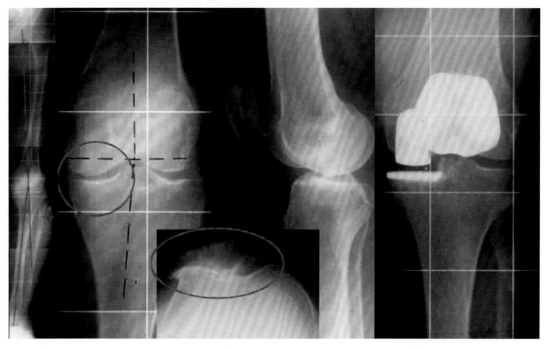

图 11.5　临界指征:髌股关节炎合并中度的下肢力线畸形(内翻>3°或外翻>5°)。

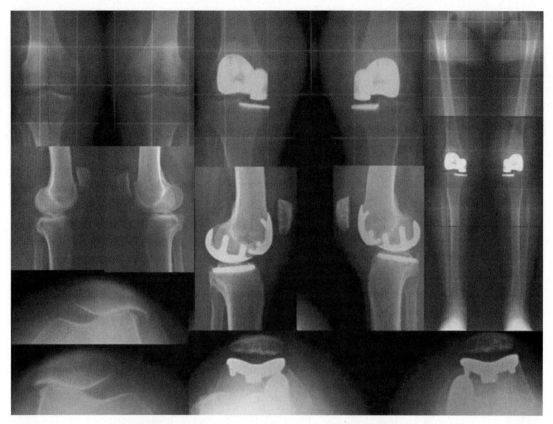

图 11.6　双腿同时行单间室置换术及髌股关节置换术。

稳。询问病史及体格检查可发现患者的胫股关节炎和(或)髌股关节炎的常见症状,包括走路和(或)上下楼时的膝关节疼痛及膝关节积液。年龄及体重并不是手术禁忌。

11.4 手术技术

手术入路与单髁置换术相同,但是要稍稍延长 1~2 cm。膝内翻的切口在髌内侧,膝外翻的切口在髌外侧[13-16]。对于内翻患者,我们采取了微创股内侧肌入路(图 11.7),外翻患者的手术入路取决于股外侧肌间隙的情况,目的是最小程度地损伤股四头肌以更好地恢复功能。

首先进行单间室置换手术,先进行胫骨截骨,之后再完成股骨远端截骨,操作时保证软组织没有挛缩。安装试模后检验软组织是否张力平衡,满意后可以进行髌股关节置换步骤。首先处理股骨滑车,之后处理髌骨。股骨前滑车截骨时,保证截骨面与关节轴线保持垂直,根据骨变形情况及发育不良的情况进行调整。关节炎的患者,软骨多少会有磨损,根据软骨磨损情况及假体厚度,评估需要截去骨-软骨的厚度。需要截去的骨-软骨厚度加上磨损的软骨厚度应与假体厚度相当。对于股骨滑车发育不良及滑车发育不全的情况,同样应考虑在内。股骨髁及股骨滑车的解剖学差异与个体形态、性别及种族差异有关。因此股骨髁轴与股骨滑车轴在

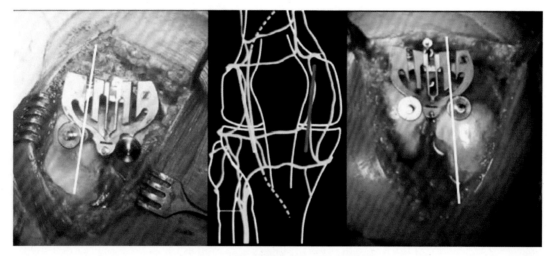

图 11.7　内、外侧髌骨旁微创入路。

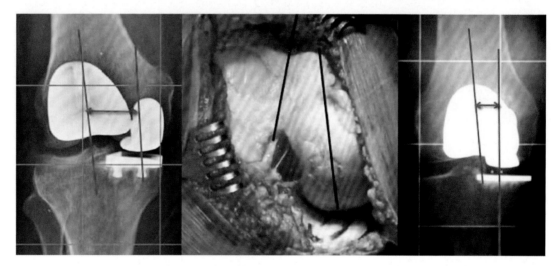

图 11.8　内侧髁轴线及滑车沟线的夹角存在差异。

空间维度、长度及夹角均存在较大的差异。当然,所选择的股骨假体型号与滑车型号不一定需要成比例(相同型号)(图 11.8)。总而言之,我们认为使用传统的双间室联合假体来置换两个间室的股骨面并不能很好地恢复其解剖形态及运动功能。

　　第二步是处理股骨滑车的远端区域,这是假体与软骨之间非常重要的过度区域。在 NexGen 髌股关节置换系统中,滑车远端通常使用合适的导向器与高速磨钻 (切刀)进行"研磨"(图 11.9)。

　　股骨远端导向器应与股骨远端软骨相接触,参考滑车的解剖因素,放置在股骨内外侧的滑车截骨面的中间,并且使用固定钉固定。根据假体的型号厚度,使用高速磨钻去除少量骨质。这一步处理的优劣将直接影响股骨假体与软骨面之间是否会出现台阶(高低不平)。如果没有很好地贴合,有可能

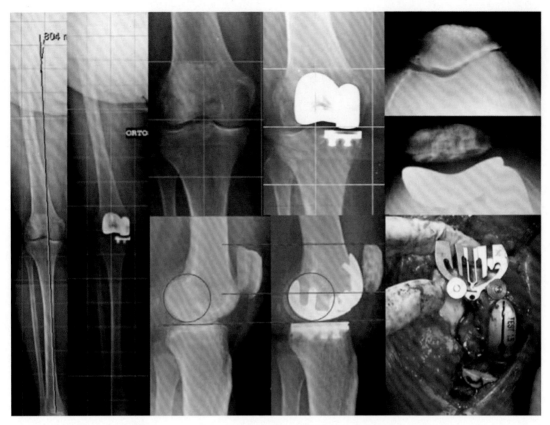

图 11.9 双间室关节置换:截骨导向器固定在股骨滑车上。

会有露在外面的骨水泥造成撞击及加速聚乙烯磨损。最后一步是完成一个合适的导向孔以便置入假体柄。

处理髌骨这一步需要膝关节保持伸直位,以减少髌骨翻转及髌股关节内高压。我们使用标准操作技术处理髌骨,一个对称或者不对称的贴附式的股骨假体与全聚乙烯髌骨假体相匹配。通常需要松解外侧支持带。胫骨结节转移术不需要常规进行,除非有以下情况:严重的力线不良、股骨滑车发育不良、多次发生髌骨脱位及创伤后遗症难以翻转髌骨。

其他病例我们通常使用嵌入式设计的髌股关节假体。髌股关节的股骨面中线及髌骨面中线置入克氏针,假体置换之后的关节更符合生理解剖形态(图 11.10)。对于患有股骨滑车发育不良的患者,假体不能很好地解决发育畸形的问题,为了避免髌骨轨迹异常,必要时需要松解外侧支持带。

髌股关节两个假体组件之间保留最少2 mm 的间距是非常重要的。手术的目标是为了恢复股骨关节面、旋转轴线、滑车沟深度及适当的关节间压力 (避免压力过大)。手术应该实现完美的髌骨滑车轨迹,并且处理好假体与软骨过渡区,避免出现(各种原因导致的)髌骨倾斜及撞击声。我们现在通常使用这些可以恢复关节面的假体设计(Allegretto,ZUK,NexGen,Hemicap)。

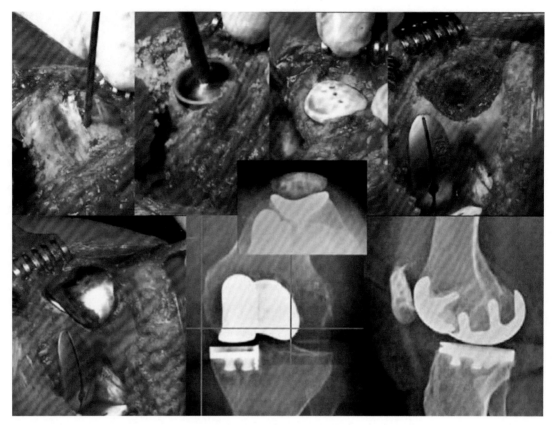

图 11.10 双间室置换术的髌股关节使用嵌入式方法解决。

11.5 患者及方法

从 2004 年 12 月至 2010 年 1 月，由我们医疗中心的高年资外科医师完成了 106 例(95 位患者)双间室置换手术，对这些患者进行了平均 5 年(最多 8 年)的前瞻性研究。这些患者中，其中 11 例是外侧单间室术联合髌股关节置换术，其他 95 例为内侧单间室术联合髌股关节置换术。患者的临床症状及影像学资料作为研究的纳入标准。这些标准包括：膝疼痛、髌股关节症状、屈曲挛缩<10°、膝关节活动度>80°。如果患者有炎性关节病、血色病、血友病或膝关节不稳的

会被剔除研究。这些患者中有 69 名女性及 26 名男性，术后时的平均年龄为 69 岁(44~86 岁)。平均身高 166.9 cm(154~180 cm)，平均体重 73 kg(50~89 kg)。其中 1 例患者之前行胫骨高位截骨术治疗，7 例患者发生过髌骨骨折，还有 2 例患者有滑车骨折后遗症。所有患者术后前 3 年每年 1 次随访，之后每两年 1 次随访，其中 1 例患者因其他原因死亡。

在最后一次随访时，我们对 94 位患者(25 男，69 女)进行随访，其中 84 位患者(95 膝)进行了临床及影像学的评估，其余 10 位患者只能通过电话随访(不能来到诊所)。对患者的满意度进行了评估，术前术后的膝关节功能情况我们使用了 HSS 评分。影像学

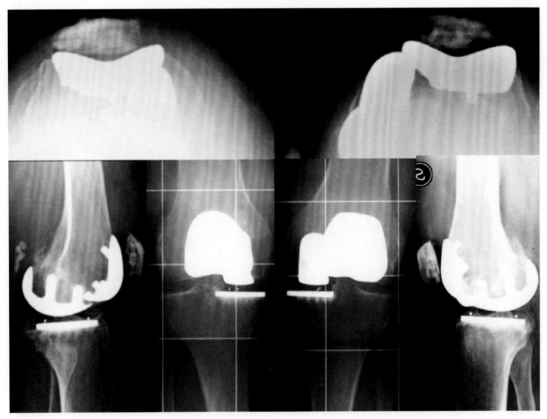

图 11.11 双间室置换术后,左膝随访 5 年,右膝随访 8 年。

评估包括膝负重正位、侧位及轴位片。同时测量了下肢的机械轴线及解剖学轴线。此外没有做手术的膝关节间室的术前图像作为比较是否关节炎进展的参考标准。关节炎进展的评估被分为 4 级:1 级,影像学资料下测量关节间隙没有改变,但是有其他影像学改变,比如骨赘生成;2 级,关节间隙变窄≤25%;3 级,25%<关节间隙变窄≤50%;4 级,关节间隙变窄>50%。

Kaplan-Meier 生存分析用来评估分析长期随访结果,以翻修作为长期随访的结束点(图 11.11)。

11.6 结果

临床评分:患者的 HSS 评分从术前平均61 分(52~70 分)提高到术后平均 93 分(72~100 分)。关节活动度从术前平均 102.5°(88°~135°) 提高到术后平均 125.2°(104°~135°)。关节活动度>120°的患者一共 89 位患者。在所有的 94 例患者(92.5%)中,其中 87 位患者没有任何膝关节疼痛,其余 7 位患者(7.5%)有轻微的疼痛或偶尔会有疼痛感。

在最后一次随访时,84 位患者表示对手术非常满意,10 位满意,0 例不满意,没有患者对手术改变满意度。

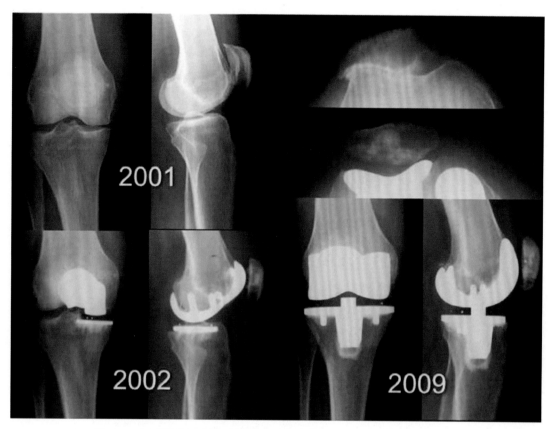

图 11.12　1 例双间室置换术后由于髌骨半脱位失败,翻修为初次表面膝。

　　X 线片示没有假体松动的表现,多次随访 X 线片比较显示没有假体位置改变,而且没有骨溶解的表现。术前患者的膝关节畸形情况在机械轴线的内翻 11°到外翻 10°的范围内, 术后的机械轴线平均为内翻 2.5°(内翻 3°至外翻 2°范围内变化)。

　　没有行置换手术的关节间室中, 有 83 膝(87.3%)没有任何骨关节炎的进展,但是有 11 膝(11.6%)存在 2 级的关节炎进展。聚乙烯衬垫的磨损情况也同样使用 4 度分类法,通过评估股骨假体与胫骨假体之间的间距来分类。没有一例显示存在明显的间隙变窄。

　　4 例患者进行了翻修手术,2 例患者(Allegretto+NexGen) 进行了髌骨假体的更换,分别在初次手术后 1 年及 4 年,但是这

2 例患者的翻修不认为是失败。他们的临床症状是持续的膝前疼痛,髌骨退变明显。第 3 例患者(Allegretto+Lubinus)在初次手术 1 年后由于髌骨半脱位及撞击进行翻修。由于其滑车假体为嵌入式设计理念,没有很好地矫正由于股骨前髁发育不良而引起的髌骨半脱位,因此翻修为表面膝关节假体(图 11.12)。第 4 例患者初次手术后 8 年由于股骨内侧髁骨坏死而进行翻修。股骨内侧髁的退变导致被迫需要进行内侧单间室置换术,因此最终成为三间室均被置换的膝关节(图 11.13)。

　　没有一例患者出现假体不稳及聚乙烯衬垫磨损的情况。

　　最终的 9 年生存率为 96.26%(表 11.1,图 11.14)。

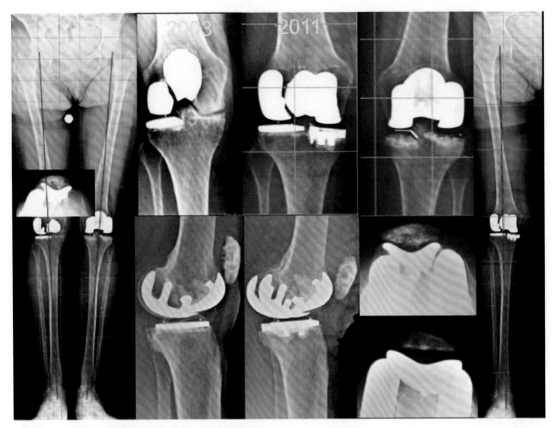

图 11.13　1 例左膝行双间室置换术后由于股骨内侧间室退变严重,在随访第 8 年翻修,行内侧单间室置换术。

表 11.1　106例双间室膝关节置换的生存情况

术后时间	初始病例	失败例数	宽度	失访例数	暴露于危险的例数	失败%	成功%	生存率	var%	SE%
0~1	106	0	0	0	106	0.00	100.00	100.00	0.00	0.00
1~2	106	0	0	0	106	0.00	100.00	100.00	0.00	0.00
2~3	106	0	15	0	98.5	0.00	100.00	100.00	0.00	0.00
3~4	91	0	14	0	84	0.00	100.00	100.00	0.00	0.00
4~5	77	0	17	0	68.5	0.00	100.00	100.00	0.00	0.00
5~6	60	2	13	0	53.5	3.74	96.26	96.26	6.47	2.54
6~7	45	0	15	0	37.5	0.00	100.00	96.26	9.24	3.04
7~8	30	0	13	0	23.5	0.00	100.00	96.26	14.74	3.84
8~9	17	0	17	0	8.5	0.00	100.00	96.26	40.75	6.38
共计		2	104	0						

11.7 结论

双间室置换术不仅可以保留交叉韧带、恢复关节功能,恢复近似正常膝关节的生物动力学,而且其长期生存率也近似与全膝关节置换术。单间室置换术与髌股关节置换术的组合不仅仅可以降低手术失败率,而且为年轻又爱运动的存在双间室骨关节炎的患

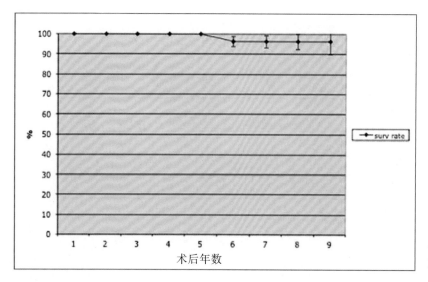

图 11.14　双间室关节置换术患者的 Kaplan–Meier 生存曲线。

者提供了治疗方案。这种组合不仅可以获得最好的功能恢复,而且可以使患者重返运动赛场。尤其对于新型的假体设计,这种单间室置换和髌股关节置换的组合将会给更多患者带来福音。

（卢江枫译　王　飞审）

参考文献

1. Romagnoli S, Banks SA, Fregly BJ, Boniforti F, Reinschmidt C (2005) Comparing in vivo kinematics of unicondylar and bi-unicondylar knee replacement. Knee Surg Sports Traumatol Arthrosc 13(7):551-6

2. Ackroyd CE, Chir B (2005) Development and early results of a new patellofemoral arthroplasty. Clin Orthop 436:7-13

3. Ackroyd CE, Newman JH, Evans R, Eldridge JD, Joslin CC (2007) The Avon patellofemoral arthroplasty: five-year survivorship and functional results. J Bone Joint Surg Br 89(3):310-5

4. Tosi LL, Boyan BD, Boskey A (2005) Does sex matter in muscoloskeletal health? The influence of sex and Gender on muscoloskeletal health. J Bone Joint Surg Am 87:1631-1647

5. Kuhn M, Mahfouz M, ElHak E, Merkl B (2005) Reconstruction of 3D patient-specific bone models from biplanar x-ray images. Int Conf Biomed Engr

6. Csintalan RP, Schulz MM, Woo J, McMahon PJ, Lee TQ (2002) Gender differences in patellofemoral joint biomechanics. Clin Orthop 402:260-269

7. Woodland LH, Francis RS (1992) Parameters and comparisons of the quadriceps angle of college-aged men and women in the supine and standingpositions. Am J Sport Med 20:208–211

8. Tillman MD, Smith KR, Bauer JA, Cauraugh JH, Falsetti AB, Pattishall JL (2002) Differences in three intercondylar notch geometry indices between males and females: a cadaveric study. The Knee 9:41-46

9. Aglietti P, Insall JN, Cerulli G (1983) Patellar pain and incongruence. Clin Orthop 176:217-224

10. Bengs BC, Scott RD (2006) The effect of patellar thickness on intraoperative knee flexion and patellar tracking in total knee arthroplasty. J Arthroplasty 21:650-5

11. Chin KR, Dalury DF, Scott RD (2002) Comparative measurement of male and female distal femurs during primary total knee arthroplasty. J Knee Surg 15:213-217

12. Romagnoli S, Verde F et al (2007) BiUni knee replacement. Basic science, clinical repair and reconstruction of articular cartilage defect: Current status and prospect. Timeo Editore, Bologna

13. Romagnoli S, Verde F, d'Amario F, Castelnuovo N (2006) La protesi femoro-rotulea. Archivio di Ortopedia e Traumatologia 116:12–14

14. Romagnoli S, Verde F, Bibbiani E, Castelnuovo N (2008) Protesi Femoro-Rotulea isolate e mono + FR. Minerva Ortopedica e traumatologica 59(Suppl. 1), n. 5

15. Romagnoli S, Verde F, Bibbiani E, Castelnuovo N, Gioni N (2008) La protesi Femoro-rotulea: a che punto siamo? Archivio di Ortopedia e Reumatologia, 119:29-30

16. Romagnoli S, Verde F et al (2010) Biunicompartmental knee prostheses. In: Scuderi GR, Tria AJ (eds) Minimally Invasive Surgery in Orthopaedics. Springer, Berlin Heidelberg New York

第12章

双间室置换术(内侧及外侧)的手术技术及长期随访结果

Sebastien Parratte, Matthieu Ollivier, Jean-Manuel Aubaniac, Jean-Noel Argenson

12.1 引言

治疗局限性膝关节骨关节炎一直是一个具有挑战性的问题,其治疗目标通常是减轻疼痛及恢复膝关节功能,然而一些非手术方法通常对于疼痛的缓解及功能的提高效果有限[1-4]。保守治疗手段主要包括:物理疗法、运动方式改变(避免影响运动)、抗炎药物治疗、护具保护等[1-4]。治疗局限性膝骨关节炎的非置换手术的术式有:关节镜下清理术、半月板移植手术、软骨修复术、胫骨高位截骨术(HTO)及胫骨结节转移术等[1-6]。关节置换手术有单间室置换术(UKA)及全膝置换术(TKA)[1-6],这两种术式均对骨关节炎的治疗相当有效、安全并持久耐用,术中需要尽可能地保留骨量[3]。当膝关节骨关节炎累积3个间室时,全膝关节置换术是治疗的有效手段,可以达到满意的临床及影像学结果。然而它的缺点也不能忽视:需要损失一些骨量及韧带结构[7,8]。对于局限性膝关节骨关节炎的治疗来说,单间室置换手术不仅可以很好地保留骨量及韧带组织,而且可以很好地恢复患者膝关节功能及运动[9-12]。在过去30年对于新型假体的手术随访结果越来越满意,这得益于假体设计理念的革新、新型材料的应用以及对于手术适应证的严格把控[13,14]。如果膝关节的前交叉韧带完整存留[15,16],单间室置换术的手术效果更好。同样,很多文献介绍在保留前交叉韧带的双间室置换手术或三间室置换手术中,其生存期[17,18]、患者的满意度、上台阶时的关节稳定性和运动功能均有优势[9,17,19-22]。

双间室的骨关节炎并不少见,而且双间室置换手术被认为是单间室置换翻修到全膝置换的中间过度[10,21]。合并内侧与外侧单间室置换的双间室置换手术得到术中的青睐[9,10,21]。相比全膝关节置换手术,这种手术方式使用的假体小巧,而且在减少手术创伤、保留前后交叉韧带、保留骨量及恢复关节本体感觉方面更具有优势[8,17,21,23]。为了应对内、外侧单间室合并手术等双间室置换手术的技术需求,此章节主要介绍双间室置换手术操作技术,以及技术要点、难点及陷阱,并且介绍了连续研究中患者的长期生存情况。

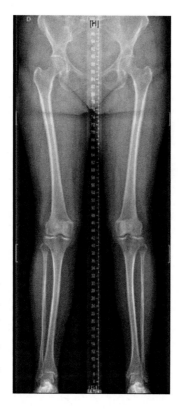

图 12.1　1 位 60 岁的妇女双下肢全长片：右膝双间室的骨关节炎，没有其他骨畸形。

12.2 手术技术

手术指征：诊断明确的双间室骨关节炎[24]。(Ahlbackl 分级 ≥2 级)通过临床及影像学(髌骨轴位)评估，髌股关节无明显异常。(图 12.1)关节活动度需要满足完全伸直及屈膝角度>100°这两个要求，膝关节正侧位 X 线片的评估是非常重要的（关节需要稳定）。双下肢全长片中膝关节内翻或外翻大于 10°、胫骨干骺端内翻畸形大于 7°是手术的禁忌证。通过膝关节的内、外翻应力片(图 12.2) 进一步评估畸形程度及软组织张力[25]。在应力片下如果内、外翻畸形依然存在(关节间隙无法恢复)则认为是手术的禁忌证。

12.3 手术步骤

手术视野的清晰可见至关重要，即使是微创入路也同样如此，良好的手术视野是假体位置优良的保证。因此，手术切口的长度根据患者的关节形态及皮肤松紧度的个体差异决定，通常在 10~14 cm。术前定位解剖标志点(马克笔等)，手术切口的近端一般在超过髌骨上极 2 cm 的位置，切口远端沿胫骨结节内侧，关节线下 2 cm 的位置。手术切口一般在这两点之间足矣。我们第一次通过股内侧肌下入路完成内侧单间室置换术。当切开关节囊后，股骨内侧间室及前交叉韧带可以很好地显露，清理多余的髌前脂肪垫后，胫骨内侧平台也可以很好地显露。

在截骨之前，我们首先对前交叉韧带进行评估，屈膝 60°对前交叉韧带进行适度的牵拉，检查韧带的张力情况。然后评估髌股关节情况。通过对股骨内侧髁周围骨赘的清理达到相对内侧副韧带及关节囊的松解目的，同时取得一定程度的畸形矫正。之后小心清理股骨髁间窝的骨赘，避免后期前交叉韧带与骨赘发生撞击造成磨损(图 12.3)。

胫骨的截骨与股骨远端的截骨，应使用髓外力线杆辅助截骨，两者同时兼顾，切勿顾此失彼。我们试图恢复其原有的胫骨平台后倾角度，通常后倾应控制在 5°~7°。对胫骨平台的垂直截骨通常使用往复锯，这条截骨线通常经过前交叉韧带的止点旁及胫骨平台前点。股骨假体的大小通过放置的截骨模块决定，放置股骨截骨导向器，完成股骨截骨。之后寻找胫骨假体与股骨假体的最佳组合方式，以达到股骨假体放置在股骨髁解剖

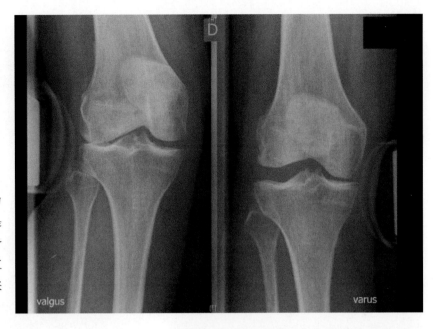

图 12.2 膝关节应力片,与图 12.1 的患者是同一人,示胫骨及股骨软骨磨损、软骨下骨互相接触,但是软组织张力良好。

中位,并且假体长轴应与截骨后的胫骨平台垂直的目的。最重要的一点是股骨假体的放置应高于软骨的最深层上方 1~2 mm,以避免股骨假体与髌骨之间遗留切迹 (notch)的可能。为了控制好股骨髁内外侧的截骨精度,股骨截骨导向器的放置位置可以根据之前已经完成截骨的胫骨平台作为参考依据(这将影响最终的股骨假体位置)。由于个体差异问题,在截骨前检查评估股骨截骨导向器的位置是否合适是很有必要的。之后确定胫骨平台假体的大小,以达到最大面积的胫骨覆盖及最少的假体悬出,减少可能导致的疼痛。检测膝关节全范围的伸膝活动。胫骨最后的步骤是需要一个合适的器械,将骨面(软骨下骨质)压实。伸屈间隙是否平衡需要将所有试模安装上后进行伸屈试验进行评估。使用 9 mm 的聚乙烯衬垫,测试关节松紧度,保证在屈曲 10°时有 2 mm 间隙的松弛度。同时保证无论在伸直还是屈曲膝关节时,股骨假体中轴与胫骨假体中轴在同一水平面上。

外侧单间室置换通常使用股外侧肌下

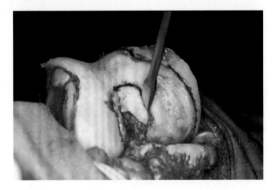

图 12.3 股骨髁间窝的骨赘应小心去除,避免后期前交叉韧带与骨赘发生撞击,图片示传统入路下的术中髁间窝去除骨赘的情况。

入路打开关节囊。术中股骨外侧髁骨赘尽量不去除;考虑到个体差异,保留骨赘可以将股骨假体放置在最佳位置。胫骨截骨同样使用髓外导向器,同时对胫骨及股骨进行截骨。外侧单间室置换进行胫骨截骨不需要截出后倾角,因为外侧间室骨关节炎的病变常常发生在股骨侧。考虑到正常的外侧胫骨平台,所以胫骨截骨时不需要截出后倾角度。对于股骨滑车发育不良的患者来说,股骨远端截骨通常使用"近端多截"技术,配合使用

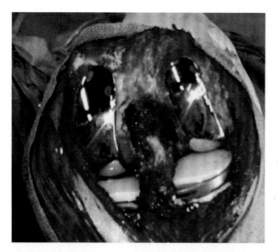

图 12.4　双间室关节置换术成功的保证是保留前交叉韧带、恢复关节线、矫正下肢整体力线及假体的力线这几个要点。

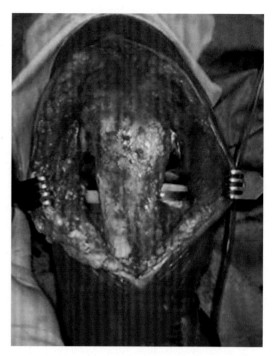

图 12.5　恢复良好的髌骨轨迹相当重要。

特殊的股骨截骨导向器，来解决常规截骨技术股骨截骨量较少的问题。由于股骨外侧髁的形态不尽相同，因此根据已经截好的胫骨平台来放置股骨截骨导向器是非常重要的。通常在伸直位（而非屈曲位）标记正确的力线是非常重要的，这是为了避免在伸直位时由于锁扣机制发生股骨外侧髁内侧缘与胫骨髁间嵴的接触与撞击。对于股骨滑车发育不良患者的治疗，外侧单间室置换术相比内侧单间室置换术来说，使用的聚乙烯衬垫更薄，甚至保留轻微的畸形而不过度矫正，这是为了保证外侧单间室置换术获得长期生存率的必要条件（图 12.4）。

　　术中没有翻转髌骨有利于在关闭伤口前更好地评估髌骨轨迹（图 12.5）。关闭关节囊之前应松解止血带，以更充分地进行止血。我们在关节腔中放置引流管 36 小时。术后的康复训练，包括在术后的前 2~3 周拄拐负重，术后立即被动屈曲耐力训练，之后是主动的伸屈活动。所有患者在术前及术后至 21 天均常规使用低分子量肝素。

12.4 方法

　　从 1972 年 4 月至 2000 年 12 月，这期间共有 232 例的双间室置换手术在我们医疗中心实施，其中 100 例（43%）是双单间室置换手术（内侧单间室合并外侧单间室）。在这一时间段中，还做了 4500 例全膝置换术和 870 例单纯单间室置换术。

　　我们回顾性分析了 100 例膝关节因诊断为双间室骨关节炎（内、外间室）而实施双间室置换手术。从 1972 年 4 月至 2000 年 12 月期间，由两位高年资医师（JMA 和 JNA）为 84 位患者实施了 100 例的双间室置换术（内、外间室），均使用骨水泥固定假体。研究纳入标准：最少临床随访 5 年，而且所有的随访 X 线影像资料都有保留。排除标准:同时行胫骨高位截骨手术、同时行或者之前实施过前交叉韧带重建术、翻修置换术。从原因划分，单纯膝骨关节炎 92 例(92%)及创伤后骨关节炎 8 例(8%)。通过使用 Ahlback 分类标准[24]评估股骨内侧间室的磨损程度，其中 2 度 3 例(3%)、3 度 92 例(92%)及 4 度 5 例(5%)。评估股骨外侧间室的磨损程度，其中 2 度 30 例(30%)、3 度 65 例(65%)及 4 度 5 例(5%)。

在所有 84 名患者中，6 位患者失访，其中 39 名(48 膝)患者在最后一次随访(术后平均随访 12 年)之前去世，但是这些患者的数据(死亡前 1 年的数据)是可以纳入最后统计分析的。最终 78 位患者(94 膝)的信息进行最后统计分析。这项研究已经获得伦理委员会的许可。

所有患者使用的单间室假体(股骨假体及胫骨假体)均为骨水泥假体。1972—1989年间，内侧、外侧单间室术主要使用 Marmor-like 假体(Zimmer, Warsaw, IN)及 Alpina 假体(Biomet, Bridgend, UK)。在 1989 年以后，Miller-Galante 单间室置换假体(Zimmer, Warsaw, IN)被广泛使用，而且现代化的专用胫骨及股骨截骨导向器等工具得以应用。这些工具的特点及使用工具的手术技术之前已经详细阐述[26,27]。

所有患者的随访记录均由单独的观察员进行记录，患者的术前、术后 3 个月，术后每年及最后随访都使用 KSS 评分及功能评分进行评价[14]。膝关节的功能活动度在术前、术后的每一次随访都进行评估记录。对于20 世纪七八十年代患者的手术，使用的是标准化膝关节评估表评估的患者 KS 评分数据进行的统计学分析[14]。患者对于手术的满意程度使用的是四级评估法（非常满意、满意、无改善及不满意），这种方法之前用于评估单间室置换术的满意度[15,28-30]。影像学评估由单独的观察员进行(SP,进行评价时是一位髋膝关节重建领域的医学研究员)，在最后一次随访时，评估了双下肢全长片、膝正位片、膝侧位片及轴位片。标准的双下肢全长片是从直立位髌骨朝正前方拍摄，以评估下肢力线。这些术前、术后的影像学资料同样评估了以下数据:股骨角(CH:condylar axis to hip center)(股骨髁轴线到髋关节中心的夹角)、胫骨角(PA:plateau axis to ankle)(胫骨平台轴线到踝关节的夹角) 和关节畸形 (CP:condylar axis and plateau axis)(股骨髁轴线和胫骨平台轴线的夹角)[30,31]。髋-膝与膝-踝连线的夹角是前面 3 个夹角之和,CP 角增大(CP 角为正数)是外翻畸形的特征[30,31]。通过双下肢全长片评估测量术后股骨假体、胫骨假体及整个下肢力线，并且与术前的全长片对比[30,31]。在全长正位片、侧位片及轴位片上使用影像 KS 评分对胫骨、股骨及髌骨的现状及进展情况进行评估[14]。此外，在正位片对未置换的间室评估关节炎进展，在轴位片中评估髌股关节情况[7]。通过 Ahlback 评分对髌股关节的关节炎进展情况进行分类[24]。

患者的基本信息参数情况通过均数±标准差、中位数及变化范围来描述连续变量资料,通过计数(百分比)来描述分类变量。术前及术后的临床评分使用 KS 功能评分,并且用配对 t 检验进行统计学分析[32]。在 X 线测量的术前及术后力线值用均数±标准差来描述。对所有患者进行了 17 年的 Kaplan-Meier 生存分析(95%可信区间),不管以任何原因进行翻修及发现假体松动均认为是随访终点[33]。

所有的数据均使用 SPSS 软件(SPSS 软

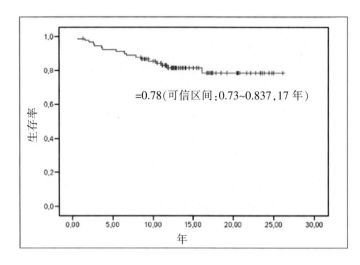

图 12.6　Kaplan-Meier 生存曲线：考虑任何原因造成的翻修后得出 17 年的预期生存指数为 0.78（95%可信区间：0.73~0.83）。

件 12 版,芝加哥,伊利诺伊州)进行统计分析。所有的数据均使用双侧检验。

12.5 结果

所有 94 例膝关节的双间室置换术后 KS 功能评分有明显提高（*P*=0.000 34 及 *P*=0.000 23),最少随访 5 年;平均随访 11.7±7 年;在术前和最后评估之间（范围：5~23 年)。膝关节功能活动度从术前的 112°±5°（范围:100°~145°）提高到最后一次随访的 136°±4°(范围:117°~149°)。在最后一次随访时统计得出:31 例（40%）非常满意,40 例(51%)满意,7 例(9%)不满意;这些不满意的患者均在 4 年前因假体松动而进行了翻修手术。

术前的髋-膝与膝-踝连线的夹角(HKA angle)平均值为 176°(170°~180°),术后提高至 178°±4°(175°~182°)。内侧胫骨假体 AP 轴的平均值为 89°±3°(85°~90°),外侧是 90°±2°(88°~93°)。胫骨平台后倾角的平均值为 3°±4°(0°~8°)。股骨 AP 轴平均值为 92°±7°(86°~94°)。14 例(15%)膝关节在胫骨侧发生了骨-骨水泥透亮带,但是随后随访 5 年,透亮带没有任何进展。股骨侧没有发生此现象。最后一次随访时发现了 14 例膝有无症状性的髌股关节炎(并没有影响功能评分)。以翻修(无论以何种原因)作为生存期终点,17 年的生存期为 0.78(95%的可信区间为:0.73~0.83)(图 12.6)。其中有 4 例患者在术中发生了前交叉韧带与前胫骨髁间嵴发生了撕裂,使用螺钉和(或)不可吸收线进行了固定。这几例患者术后没有出现不良结果(图 12.7)。此外,没有发生其他术中并发症。12 例患者术后发生了下肢深静脉血栓,并且使用低分子肝素治疗。17 例患者进行了翻修,平均随访 6.5 年。其中 16 例因为假体无菌性松动,1 例因为有症状的髌股关节炎。在 16 例无菌性松动的患者中,其中 8 例患者出现内、外侧假体均松动、内侧单独松动 5 例及外侧 3 例。10 例患者使用传统的后稳定型全膝假体(PS)进行了翻修手术,并且使用了胫骨延长杆,8 例患者使用了铰链膝翻修。1 例患者术后 10 年由于髌股关节炎的进展而增加了髌股关节置换手术,在第 15 年的随访时结果令人满意。

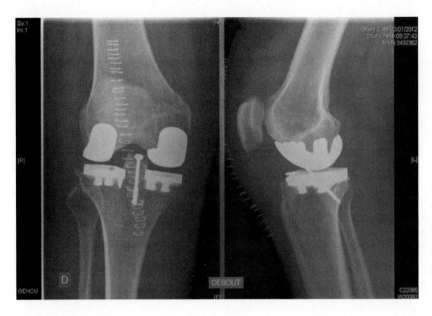

图 12.7　术中出现胫骨髁间嵴与前交叉韧带的撕裂需要立即处理，我们推荐使用 Fiber-Wire 缝线与空心螺钉相结合的方式进行固定。

12.6 结论

双间室关节置换术（内侧合并外侧）由于可以尽量多地保留骨及韧带组织，所以术后关节功能好而且满意度高。在我们的研究中，获得了满意的长期随访结果及影像学结果，这与传统的单间室置换术（旧式假体）所取得假体生存率满意度相当。虽然严格地把控适应证及熟练的手术技术仍然是保证手术成功最重要的两个因素，但是我们依然相信使用最新式设计的假体及手术器械会最大程度地延长假体生存期。术中保留前交叉韧带并且保留其功能是手术成功的关键，手术中应特别留意避免损伤胫骨髁间嵴。

（卢江枫译　王　飞审）

参考文献

1. Dennis MG, DiCesare PE (2003) Surgical management of the middle age arthritic knee. Bull Hosp Jt Dis 61:172-178
2. Flecher X, Parratte S, Aubaniac JM, Argenson JN (2006) A 12-28-year follow-up study of closing wedge high tibial osteotomy. Clin Orthop Relat Res 452:91-96
3. Hanssen AD, Stuart MJ, Scott RD, Scuderi GR (2001) Surgical options for the middle-aged patient with osteoarthritis of the knee joint. Instr Course Lect 50:499-511
4. Pagnano MW, Clarke HD, Jacofsky DJ, Amendola A, Repicci JA (2005) Surgical treatment of the middle-aged patient with arthritic knees. Instr Course Lect 54:251-259
5. Sohn DH, Toth AP (2008) Meniscus transplantation: current concepts. J Knee Surg 21:163-172
6. Stuart MJ, Lubowitz JH (2006) What, if any, are the indications for arthroscopic debridement of the osteoarthritic knee? Arthroscopy 22:238-239
7. Berger RA, Meneghini RM, Sheinkop MB, Della Valle CJ, Jacobs JJ, Rosenberg AG, Galante JO (2004) The progression of patellofemoralarthrosis after medial unicompartmental replacement: results at 11 to 15 years. Clin Orthop Relat Res 92-99
8. Fuchs S, Tibesku CO, Frisse D, Genkinger M, Laass H, Rosenbaum D (2005) Clinical and functional comparison of uni- and bicondylar sledge prostheses. Knee Surg Sports Traumatol Arthrosc 13:197-202
9. Confalonieri N, Manzotti A, Cerveri P, DeMomi E (2009) Bi-unicompartmental versus total knee arthroplasty: a matched paired study with early clinical results. Arch Orthop Trauma Surg 129:1157-63
10. Engh GA (2007) A bi-compartmental solution: what the Deuce? Orthopedics 30:770-771
11. Fuchs S, Tibesku CO, Genkinger M, Laass H, Rosenbaum D (2003) Proprioception with bicondylar sledge prostheses retaining cruciate ligaments. Clin Orthop Relat Res 148-154
12. Fuchs S, Tibesku CO, Genkinger M, Volmer M, Laass H, Rosenbaum D (2004) Clinical and functional comparison of bicondylar sledge prostheses retaining all ligaments and constrained total knee replacement.

Clin Biomech (Bristol, Avon) 19:263-269

13. Insall J, Walker P (1976) Unicondylar knee replacement. Clin Orthop Relat Res 83-85

14. Insall JN, Dorr LD, Scott RD, Scott WN (1989) Rationale of the Knee Society clinical rating system. Clin Orthop Relat Res 13-14

15. Argenson JN, Chevrol-Benkeddache Y, Aubaniac JM (2002) Modern unicompartmental knee arthroplasty with cement: a three to ten-year follow-up study. J Bone Joint Surg Am 84:2235-2239

16. Argenson JN, Komistek RD, Aubaniac JM, Dennis DA, Northcut EJ, Anderson DT, Agostini S (2002) In vivo determination of knee kinematics for subjects implanted with a unicompartmentalarthroplasty. J Arthroplasty 17:1049-1054

17. Cloutier JM, Sabouret P, Deghrar A (1999) Total knee arthroplasty with retention of both cruciate ligaments. A nine to eleven-year follow-up study. J Bone Joint Surg Am 81:697-702

18. Goodfellow JW, O'connor J (1986) Clinical results of the Oxford Knee: surface arthroplasty of the tibiofemoral joint with a meniscal bearing prosthesis. Clin Orthop Relat Res 21-42

19. Andriacchi TP, Galante JO, Fermier RW (1982) The influence of total knee-replacement design on walking and stair-climbing. J Bone Joint Surg Am 64:1328-1335

20. Komistek RD, Allain J, Anderson DT, Dennis DA, Goutallier D (2002) In vivo kinematics for subjects with and without an anterior cruciate ligament. Clin Orthop Relat Res 404:315-325

21. Rolston L, Bresch J, Engh G, Franz A, Kreuzer S, Nadaud M, Puri L, Wood D (2007) Bicompartmental knee arthroplasty: a bone-sparing, ligament-sparing, and minimally invasive alternative for active patients. Orthopedics 30:70-73

22. Stiehl JB, Komistek RD, Cloutier JM, Dennis DA (2000) The cruciate ligaments in total knee arthroplasty: a kinematic analysis of 2 total knee arthroplasties. J Arthroplasty 15:545-550

23. Banks SA, Fregly BJ, Boniforti F, Reinschmidt C, Romagnoli S (2005) Comparing in vivo kinematics of unicondylar and bi-unicondylar knee replacements. Knee Surg Sports Traumatol Arthrosc 13:551-556

24. Ahlback S (1968) Osteoarthrosis of the knee. A radiographic investigation. Acta Radiol Diagn 277:7-72

25. Gibson PH, Goodfellow JW (1986) Stress radiography in degenerative arthritis of the knee. J Bone Joint Surg Br 68:608-609

26. Argenson JN, Flecher X, Parratte S, Aubaniac JM (2005) Patellofemoralarthroplasty: an update. Clin Orthop Relat Res 440:50-53

27. Argenson JN, Guillaume JM, Aubaniac JM (1995) Is there a place for patellofemoralarthroplasty? Clin Orthop Relat Res 162-167

28. Argenson JN, Parratte S, Bertani A, Flecher X, Aubaniac JM (2008) Long-term results with a lateral unicondylar replacement. Clin Orthop Relat Res 466:2686-2693

29. Parratte S, Argenson JN, Dumas J, Aubaniac JM (2007) Unicompartmental knee arthroplasty for avascular osteonecrosis. Clin Orthop Relat Res 464:37-42

30. Cooke D, Scudamore A, Li J, Wyss U, Bryant T, Costigan P (1997) Axial lower-limb alignment: comparison of knee geometry in normal volunteers and osteoarthritis patients. Osteoarthritis Cartilage 5:39-47

31. Cooke TD, Scudamore RA, Bryant JT, Sorbie C, Siu D, Fisher B (1991) A quantitative approach to radiography of the lower limb.Principles and applications. J Bone Joint Surg Br 73:715-720

32. Petrie A(2006) Statistics in orthopaedic papers. J Bone Joint Surg Br 88:1121-1136

33. Kaplan E, Meier P (1958) Nonparametric observation from incomplete observations. J Am Stat Assoc 53:457-481

第 13 章

关节表面嵌入式置换：适应证、手术技术和结果

Anthony Miniaci

13.1 引言

膝关节软骨的损伤很常见[1]，而且往往症状很明显[2-4]。针对这种损伤的生物学治疗很广泛，从不同的角度有不同的方法，主要包括：①改善症状的（清除术），目的在于稳定局部病灶，改善机械性卡压症状；②修补性的（骨髓刺激技术）；③修复性的（软骨或骨软骨移植）；④重建性的（同种异体移植物，人工假体），目的在于填充缺损和表面重建；⑤纠正性的（截骨术），目的在于强调疾病的进程。在这些方法中，除了清除术和假体置换术之外，其他所有的方法均需要较长时间的康复过程，以确保获得足够的生物学反应，比如重塑和愈合。

对于老年患者而言，经常合并长期症状以及既往手术史，由于传统关节置换假体的设计理念并不能很好地满足早期干预的需求，所以从生物学治疗向关节成形术之间的过渡治疗还没有很好的方法。实际上，本文提供了一种推迟关节置换的解决方案。这种方法的主要目标是最大限度地提高假体存活率。尽管目前很多长期良好的随访结果已经被报道[5-8]，但是这种传统的关节成形术并不是没有争议的：表面贴附式的置换由于表面的几何形状和自身的不同，可能会出现诸如疼痛缓解、功能结果以及假体生存率等一系列问题。对于高要求的患者，例如年轻、活跃度高的群体以及体重大和病理性肥胖的患者，临床结果往往差强人意，而且会伴随较高的翻修率[7-10]。尽管这种推迟性质的方案可能在个体化选择上发挥作用，但目前更多的患者期望找到能让他们重返工作岗位和保持积极生活方式的相应解决方案。

初次的金属假体置换应该遵循生物学治疗的理念：微创入路，通过保留正常的软组织与骨量以实现关节保留，可以防止病损进一步扩展而同时有足够的生物力学稳定性和新型关节面。

从 2003 年，基于保留关节的理念，一种膝关节表面置换的假体（Arthrosurface，Franklin，MA）被开发应用于临床。这种假体为金属材质，表面适形，薄而且正好和病损的形状匹配，适应患者个体化的关节面。共有 66 个不同尺寸形状的假体（47 个金属假体和对应的 19 个聚乙烯假体）提供给关节

置换术后关节置换和关节炎的第一步骤(图13.1)。所有的金属假体都采用钴铬合金,背面钛的涂层(在关节面下通过螺丝固定方式固定在骨上);聚乙烯采用超高分子量聚乙烯,通过骨水泥固定在骨床上。

基础[11-14]和临床[15-18]研究均表明这种假体可以有效地治疗软骨与骨软骨缺损。嵌入式表面部分置换并非已存在的软骨修补术的替代方案;实际上它应该是重建方法的一个分支。关于这种方法的使用要点详见表13.1。

13.2 单纯股骨髁局部嵌入式表面置换

局灶性股骨髁假体表面置换适用于全层软骨或骨软骨缺损超出了生物学治疗方法范围的情况。当需要更大范围的表面重建时,就需要这种方法的升级手段——单髁置换了。

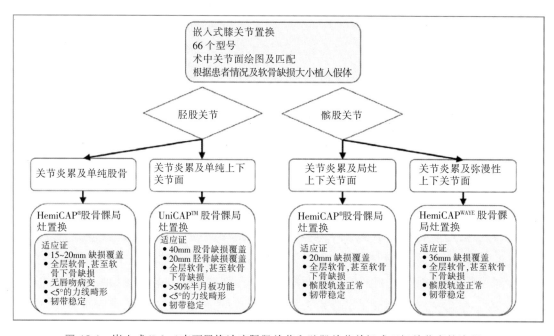

图 13.1　嵌入式(Inlay)表面置换治疗胫股关节和髌股关节单极或双极关节炎的流程。

表 13.1　**嵌入式假体的手术技巧**

1. 了解并引导患者的期望值,进行局部表面置换和最终全关节置换的教育。
2. 确保假体能够充分覆盖缺损。
3. 要使置换的假体表面略低于关节面(0.5~10 mm)以避免损害相对应的关节面。
4. 术中要精确测绘缺损表面,以使置换的假体和自身的关节面最大程度的适形。
5. 确保水泥在假体周围形成均匀的覆盖。
6. 嵌入式假体不纠正下肢的力线。

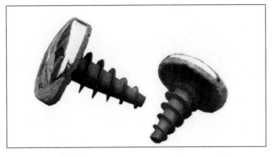

图 13.2　HemiCAP 局灶嵌入式表面置换假体：高坡度螺纹固定组件和组配式、高形合度的关节面组件。

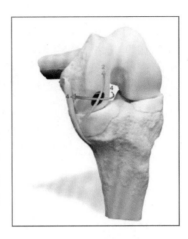

图 13.3　术中应用 HemiCAP 系统进行缺损病灶三维表面测绘。

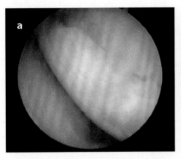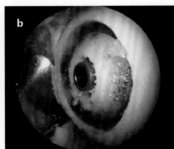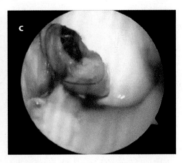

图 13.4　股骨内侧髁微骨折术后失败，通过 HemiCAP 进行局部病灶表面置换；(a)微骨折之后局部病灶被软的带有裂隙的软骨填充；(b)螺钉固定在假体床中心；(c)HemiCAP 系统植入，并确保假体表面要略低于周围的软骨。

对于 40~60 岁的患者人群，这种过渡治疗方法生物力学稳定，可以很好地填充骨缺损，以保护周围还正常的软骨。这种假体包括两个部分，关节面和固定部分组件（图 13.2)，通过摩尔锥度进行锁定连接。钴铬合金的关节面部分有 15 mm 和 20 mm 两个尺寸，并且对应不同患者的股骨髁弧形形状可以有不同凸起偏距的假体选择。

13.2.1　手术技术

选择一个小的髌旁入路，内外取决于病损波及的部位。用钻孔导向器将一枚导针垂直于关节面钻入，沿着导针，钻入空心阶梯钻，直至钻的肩部和关节面平齐。旋入固定部分组件直至正确的深度，测量患者关节面的曲率（图 13.3)。通过研磨器将假体窝精确研磨。用试模测试准确的软骨-假体间隙。最后将大小和形状合适的关节面组件通过假体把持器安装到固定组件上。逐渐敲击，使两部分组件通过锥度牢固嵌合。最终关节面部分要比周围的软骨略低（0.5~1.0 mm）以适应在负重情况下周围软骨的厚度变化，防止对对应面的胫骨软骨造成过载或者损害(图 13.4)。

13.2.2 结果

Kirker-Head 等报道了这种假体在山羊模型中的生物相容性[11]。通过对螺钉部和关

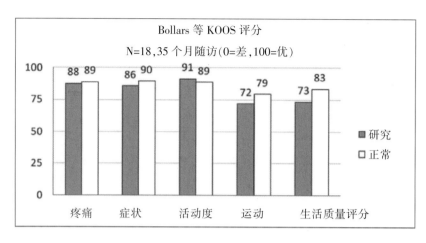

图 13.5　经过股骨髁局灶表面置换术治疗的病例在术后 35 个月和正常的年龄匹配的之间 KOOS 评分的比较。

节部周围连续的骨小梁和软骨下骨界面的观察，发现周围正常的软骨修复填充了假体-软骨间隙。到目前为止，已经有几个关于 HemiCAP 应用的临床研究，最多 6 年随访的数据结果令人鼓舞。

Von Hasselbach 和 Witzel 报道了一组使用 HemiCAP 假体治疗 121 例患者的结果，平均年龄 52.5 岁，平均随访 14 个月[19]。HSS 评分达到平均 95.3 的高分，比术前改善了 12%。对于没有并发症的患者进行的二次关节镜检查发现，没有出现对应的关节面软骨损害现象。X 线片显示没有发现假体周围透亮线或者是假体下沉现象。

36 例美国 2 期临床多中心可行性实验已经完成了 2 年随访的结果。共有 40 例患者入组进行治疗(26 例男性，14 例女性)，平均年龄 47 岁，38 例内侧髁 2 例外侧髁的全层软骨缺损。2 例患者失访，1 例在最后一次随访前死亡，1 例患者最后转为单髁置换。术前的平均 WOMAC 评分疼痛(308 分)，功能障碍评分 (999 分)，术后 3 个月明显改善，疼痛平均 68 分，功能平均 246 分。术后 1~2 年所有方面的评分均有进一步的改善。平均总的 WOMAC 评分在术后 2 年最佳，从

术前的 1436 改善到术后的 341 分。

Bollars 等研究了 18 例患者，平均年龄 51 岁。随访 35.3 个月，发现结果优异[16]。在这些中年的病例中，83% 具有正常或者是接近正常的 IKDC 评分。与经过年龄匹配的评分进行对比，这项研究中的评分在所有的 KOOS 评分项目中均非常接近(图 13.5)。

Becher 等研究了一组 21 个病例，在接受局部表面置换时平均年龄 54 岁。最短随访时间 5 年 (范围 5~6 年)[15]。作者证实了在 X 线片上关节间隙得以保留，以及所有评分包括 KOOS，Tegner 和 SF-36 等在统计学上的显著性差异。

到目前为止，再次的关节镜检查结果已经证实了前期的临床结果，假体固定良好；假体软骨间隙被周围正常的软骨再生所覆盖；对应的胫骨关节面并没有出现明显的不良反应。

13.3 双极的胫股嵌入式表面置换

双极的膝关节嵌入式表面置换始于

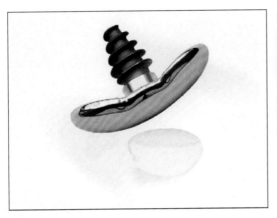

图 13.6　UniCAP 半月板保留型单髁系统。

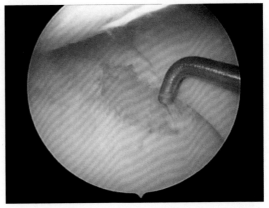

图 13.7　胫骨局灶性缺损。

2008 年，是对于股胫关节早期关节炎提供了一个治疗选择（图 13.6）。由于是微创手术，保留了半月板交叉韧带，以及膝关节的骨性结构。与单极股骨髁假体设计理念近似，这种更大的双极假体也具有各种不同突起轮廓的选择，以精确适应股骨髁的不同曲率形态。而且，假体置入后也不能改变下肢力线。因此，股骨胫骨的机械轴线应该在选择适应证和手术计划时加以考虑（图 13.1）。

13.3.1 适应证

这种手术方式的适用人群是中年患者，经过保守治疗无效，或者是既往手术干预后再次出现明显疼痛、活动受限或影响日常活动，因单间室关节炎需要手术的人群。

术前体检应该是膝关节稳定，机械轴小于 5° 的对线异常。小于 10° 的屈曲挛缩，或 5° 的过伸。半月板功能良好，BMI<30。如果患者术前存在超出适应证的某一方面，比如力线异常或者是韧带松弛，应该需要在术前进行处理或者是处理同时联合应用 UniCAP 方法。如果存在 1 种以上超出适应证的情况，这时要仔细权衡患者的适应证以及期望值。

禁忌证包括：影响假体固定的代谢性疾病；骨性畸形；机械轴线异常压力影响同侧间室的；BMI>30；退变的范围超过假体覆盖。在病例的选择方面需要非常谨慎，要基于个体化（图.13.1），要权衡患者的期望以及日常活动能力的需求。

13.3.2 手术技术

患者采用常规的膝关节镜体位，先建立前外侧通道，以便于更好地观察内侧间室（图 13.7）。一旦证实符合适应证，采用前内侧髌旁入路，距离髌腱内侧 1 cm，起于髌骨中部向下止于关节线下 1 cm。切开关节囊时，要保留关节囊的完整，以便于通过前内侧通道进行关节镜下胫骨的准备。首先进行皮肤切开，以协助进行软组织分离并且可以避免进行关节镜时膝关节内的液体外溢。远端切口延长到关节线以下有助于显露，避免后方的导针发生偏移，以及研磨股骨后方时皮肤的干扰。一旦这些都完成，就可以处理胫骨的病灶。

13.3.2.1 镜下胫骨表面置换

正常的膝关节运动学包括胫骨的后滚

现象,导致处理胫骨平台存在一定困难。因此,关节镜辅助下的胫骨处理会事半功倍。保持膝关节屈曲 20°~30°,同时适当外翻,通过前内侧入路置入胫骨试模,直至试模下面的弧形表面与胫骨完全匹配。应该避免前后方的探出,假体周围应保留至少 5 mm 以上的骨边,这有助于保持胫骨假体稳定,并减少胫骨前方皮质磨穿的可能性。

连接胫骨钻孔导向器,与胫骨平台前后轴线对齐。

在胫骨前内侧近端,做一小的切口,确保胫骨模板的远端的圆头完全坐在皮质骨上,胫骨模板要与胫骨平台平行。通过胫骨平台模板中心旋入导针,确定胫骨钻孔的轴线。小心维持轴线,避免过度扭转,从而防止导针发生偏移。通过导针进行钻孔,并使其通过胫骨缺损的中心,然后去除。连接导引器、推进器和限深器,并沿着之前的孔道推进直到导引器的尖端与胫骨平台平齐。去除导引和推进装置,将限深器固定于合适的深度,以便于周围的钻磨。通过前内侧通道置入连接推进杆的胫骨切割刀。

用高速磨钻首先逆时针旋转,以确保均匀地切割胫骨平台。用顺时针旋转制备胫骨假体骨床,直到切割刀抵达限深器的近端。保留胫骨切割器处于原位,选择合适尺寸的胫骨部件,要求完全匹配并且稍稍凹陷。边缘如果翘起可以通过扳手顺时针调整限深器来进行调整:顺时针旋转 90°可以加深 1 mm。最后置入胫骨假体前,制备股骨假体。

13.3.2.2 股骨表面置换

将股骨导向装置四点接触,保持和关节面垂直并通过缺损部位(图 13.8)。确保缺损

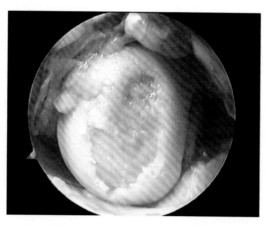

图 13.8　股骨内侧髁退变缺损。

部位被充分覆盖,将一枚螺纹针钻入股骨。股骨中心杆通过导针置入,直到激光标志线与原始的关节面平齐。40 mm 的接触式探针连接到股骨中心杆,用来测量股骨前后曲率;内外径向的曲率由 20 mm 的探针来获得。确定平均的内外侧偏距,选择合适型号的中央股骨研磨器,沿股骨中央杆推进直至限深处。去除所有装置,基于平均的前后径向的偏距选择合适的导向垫块。将导向垫块连接到股骨钻孔导向器,通过四点接触重新对齐股骨远端,以确保导针的位置准确。将导针套筒置入导向垫块。分别将前方导针和后方短螺纹针旋入,直至激光标记线水平。取下导向垫块和套筒,确认合适的导针位置。采用和中央同样的研磨步骤,基于平均的内外径向偏距,对假体后部进行骨床的制备,然后是前方骨床的制备。所有钻孔器上都有限深,可以通过钻孔器杆上的槽状窗口进行观察。选择合适尺寸的股骨试模,边缘要略低于周围。通过试模把手将股骨导航钻旋入,深度正好平齐激光标志并保留于原位。去除试模把手,通过导航孔钻入股骨阶梯钻直至达到小窗内的限深处。将假体的固定部分组件插入试模把手,用六角扳手旋入。

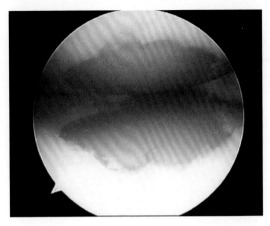

图 13.9　最后胫股关节嵌入表面元件。

最终的股骨假体植入前,需先将胫骨假体涂抹骨水泥,置入胫骨侧的骨床。通过胫骨远端导孔将缝合和拉线器置入,用一个带槽的扳手去调整聚乙烯胫骨假体的旋转轴线。通过远端的胫骨通道推进骨水泥枪,加压注入骨水泥,使胫骨骨床和孔道填充骨水泥,确保均匀的固定和对胫骨假体的充分支撑。然后将少量的骨水泥置于股骨假体背面,并敲击关节面组件直至组件间通过摩尔锥度牢固的啮合(图 13.9)。

13.3.3 康复

在围术期内,应用麻醉药物以及关节内注射局麻药用于术后的及时镇痛[21,22]。术后48 小时内用冷压包扎有助于减轻疼痛和肿胀。

术后 2~6 周鼓励进行可以忍受的负重行走,直到独立行走。即刻进行屈伸活动训练,可以通过家庭锻炼或者是正式的物理治疗。也可以每天数次通过持续的被动屈伸器来进行练习,但并非必需。一旦肿胀和疼痛减轻,就可以进行力量训练。在完全恢复正常的活动范围,疼痛和肿胀消退之前,禁止进行剧烈的运动。

13.3.4 结果

Miniaci 等在 2011 年的 ISAKOS 大会上报道了一组前瞻性研究的结果[23]。一共 38个病例,平均年龄 48 岁,采用门诊手术方式。平均随访 19 个月（范围 12~27 个月）。KOOS 评分在各个分项:疼痛、症状、活动和运动等方面均显著改善(13.10)。截至最后随访,VAS 评分平均从 6.9 降到了 2.7。术后6 周内活动范围恢复到正常的占 89%。没有出现松动和机械性失效的病例。影像学上,没有出现假体下沉、假体分离或者是假体周围囊性变。

13.4 双极髌股关节局灶性表面置换

对于一些髌股关节对应面出现局灶性软骨缺失的患者来说,髌股关节置换显得有些过度,这种情况下,HemiCAP 的局灶性髌股关节面部分置换(图 13.11)就是一个比较好的选择了。

对于一些因外伤或退变导致的髌股关节软骨局灶性缺损的病例,经过之前的生物学治疗方案失败后可以考虑应用这种部分表面置换来解决,这种方法可以按照患者自己的髌股关节形态在术中找到相互匹配的髌骨和滑车组件[14]。已经有作者详细地报道了相应的手术细节[14,18]。按照作者的说法,这种方法可以在确保恢复正常的髌股关节生物力学条件下,实现最少的切骨。

有学者进行了嵌入式髌股关节局灶性表面置换的运动学研究[17],该研究采用 8 具新鲜冰冻尸体膝关节标本,使用一个实时的

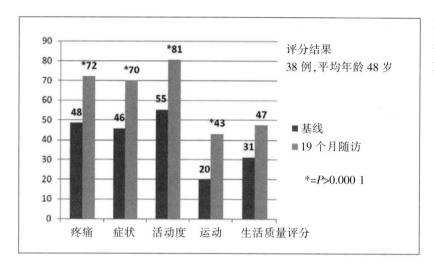

图 13.10　股胫 UniCAP 表面置换术后 19 个月，KOOS 评分改善。

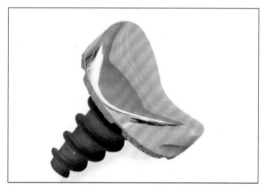

图 13.11　HemiCAP 髌股关节表面置换假体的股骨滑车组件。

压力感受垫(Tekscan,Boston,MA)。每个标本分别测试 3 种不同条件下的运动学变化，包括：正常、缺损和嵌入式局灶表面置换。分别测试髌股关节的接触面积，最大接触压强和压力。在缺损的条件下，最大接触压力从 13 牛顿增加到 18 牛顿，最大接触压强从 23 kg/cm² 增加到 31 kg/cm²。在缺损的周边，边缘载荷和最大接触压力均最高。在接受了置换后，与正常条件下相比，最大接触压力和压强分别恢复到正常条件下的 88% 和 90%，相应的接触面积恢复到正常的 85%。这项研究的结果支持对于髌股关节来说恢复适形填充的重要性。作者得出结论，尽管还存在着固定的挑战，但有限的滑车表面置换可以恢复髌股关节面的解剖对位以及膝关节的接触压力。目前正在进行临床上 2~5 年的结果研究。

13.5 HemiCAPWave 表面置换

由于髌股关节表面复杂的几何形态和经关节的压力，针对髌股关节软骨损伤的生物学治疗方案的结果并不确切。尽管嵌入式更有利于恢复自身关节表面的几何形态，表面镶嵌或者是嵌入式表面置换两种方法还存在着一些争议。无论采用什么形式的假体，要想获得满意的结果，必须要在做手术计划的时候将潜在的病理基础进行仔细的分析。治疗的目标在于避免过度填塞，并且重建髌股关节正常居中而且平滑的运动轨迹。

HemiCAPWave 表面置换的假体很薄，解剖型并带有外侧翼，由于是参照每个患者

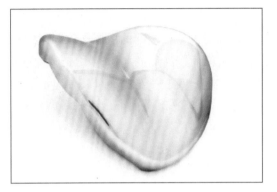

图 13.12　HemiCAPWave 滑车组件。

进行特殊测量的曲率嵌入式置入，形合度更高，不会出现过度填塞(图 13.12)。尽管推出时间不长，但该技术已经在治疗髌股关节医生中获得了迅速的认可。对于这种手术方式的临床收益和持久性的研究还在持续进行之中。

13.5.1 手术技术

13.5.5.1 滑车表面置换

保持膝关节伸直状态，将偏距钻导向器置于滑车中央，并垂直于滑车。经过导向器钻入导针，连接接触式探针进行滑车表面的测绘，分别测量上下和内外的偏距。后者用于选择中央研磨，应该一直磨到最外侧边和内外侧小平面平齐。上下测绘用于确定选择合适的导向垫块，垫块用来固定在滑车沟上。导向垫块研磨器是用来制备假体骨床。用试模测试嵌入式假体和周围关节面的匹配程度。锥度螺丝固定组件的导航孔是通过阶梯钻来制备。骨床准备完毕后，将股骨假体连接到假体把手上，插入固定部的槽内。用打器将关节面组件打击到位，使其和固定部组件啮合，最终使假体牢固地固定在滑车上(图 13.13)。

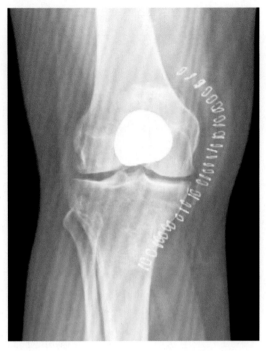

图 13.13　HemiCAPWave 术后的正位片。

13.5.1.2 髌骨表面置换

术者通过测试屈伸活动轨迹来确定髌骨假体导向器的位置。将导向器安放到标记好的髌骨相应位置，置入导针并建立正常的工作轴。用空心钻通过导针钻孔，将髌骨假体中央杆通过动力钻入导航孔。通过接触式探针对髌骨进行偏距的测量，选择相应偏距的研磨器制备假体骨床。用相应尺寸的试模确定形状的匹配度。在 12 点和 6 点标记相应的假体对位标记。测试两个不同形状的试模以确保最佳的运动轨迹。嵌入式的假体在应用骨水泥的时候是将水泥放到假体上而不是将水泥先置入骨槽内，这样可以确保骨水泥均匀地分布于假体周围。最后将髌骨假体安装就位水泥固定。

13.6 讨论

全膝关节置换是膝关节炎性病变终末期的最佳选择。然而,微创手术方法正逐渐获得广泛的接受,这一点可以从近十年来单间室置换术数量每年都在快速增长获得佐证。Riddle[24]等报道了在 1998—2005 年间,单间室置换平均增长了 32.5%,而同时期,全膝置换仅仅增长了 9.4%。但是,单间室髁置换仍只占所有膝关节置换术的 8%。由于在年轻群体中单间室置换的翻修率高达全膝的两倍,所以针对这一群体的单间室置换仍存在一定争议[4,25,26]。Furnes[25]报道,小于 60 岁的人群中接受单间室置换的占 29%;年龄在 61~69 岁的人群中,7 年的假体生存率在全膝中是 86%,而单间室是 75.7%,而在年龄大于 70 岁的人群中,单间室的生存率达到 91.3%。对于年龄>65 岁,活跃程度低的患者,以及<65 岁,生活方式活跃的患者,均可以从微创的手术中获益,而单间室关节置换或是全膝关节置换就成为后备方式。

对于适应于各种软骨缺损尺寸的个性化填充假体来说,提供了一种治疗相应疾病的新的策略。避免了这类疾病从生物学治疗转变为关节置换之间的真空地带,是一种很好的过渡性治疗的手段。嵌入式局灶表面置换具有很多生物力学和临床上的优势:膝关节内重要的运动学结构均可以保留,比如半月板、交叉韧带以及自身关节的形态。由于经过关节的压力分布正常,所以使得周围的软组织保持正常的张力[12-14]。因此,避免了过度填充,疼痛缓解的同时功能也得到明显提高。正常的关节面得到保留,和适形的假

体共同承载负重的载荷,非常有利于假体的生存。软骨的缺损被新的适形假体表面所替代,而假体通过高坡度的螺钉牢固地固定在假体周围的骨床上。可以通过缺损周边的卸载效应有效地减少病损进一步的扩大。

这种概念已经被几个基础研究实验所证实。Kirker-Head 等[11]评估了应用股骨局灶性表面置换的功能和生物学反应。置入术后 1 年,组织学数据证实假体的生物相容性很好并且假体已经完全和股骨髁整合。Becher 等研究了经股胫关节的压力分布,报道了这种假体的生物力学安全性[12,13]。Provencher 等对局灶性的滑车表面置换术后的髌股关节运动学进行了研究,结论是这种假体重新恢复了髌股关节的解剖表面以及膝关节的接触压强,从而提供了一种独特和很好的早期假体替代产品[14]。

13.7 结论

近十年来,微小膝关节假体的出现激发了关于膝关节病和关节炎序贯治疗的讨论。对于局灶性的软骨缺损修复方法已经从公认的生物学手段扩展到使用患者个性化的新的重建手段——嵌入式局灶表面置换,这种方法可以在解决病灶的同时保护周围健康的组织。这些基于医生驱动的保关节策略是和早期局部的修补的理念相一致的。尽管需要大宗病例的长期随访数据以进一步明确临床的适应证和相应的结果,就目前 2~5 年的临床结果而言,HemiCAP 表面置换是治疗软骨缺损的一种切实可行的治疗方案。

(安　帅译　曹光磊审)

参考文献

1. Curl WW, Krome J, Gordon SE, Rushing J, Smith BP, Poehling G (1997) Cartilage Injuries: A Review of 31,516 Knee Arthroscopies. Arthroscopy 13:456-60

2. Wluka A, E, Ding, Jones G, Cicuttini FM (2005) The clinical correlates of articular cartilage defects in symptomatic knee osteoarthritis: a prospective study. Rheumatol 44:1311-1316

3. Davis-Tuck ML, Wluka AE, Wang Y et al (2008) The natural history of cartilage defects in people with knee osteoarthritis. Osteoarthritis Cartilage 16:337-342

4. Heir S, Nerhus TK, Røtterud JH, Løken S, Ekeland A, Engebretsen L, Arøen, A (2010) Focal Cartilage Defects in the Knee Impair Quality of Life as Much as Severe Osteoarthritis A Comparison of Knee Injury and Osteoarthritis Outcome Score in 4 Patient Categories Scheduled for Knee Surgery. Am J Sports Med 38(2):**231-237**

5. Lastad Lygre SH, Espehaug B, Havelin LI, Furnes O, Vollset SE (2010) Pain and function in patients after primary unicompartmental and total knee arthroplasty. J Bone Joint Surg 92A(18):2890-2897

6. Loughead JM, Malhan K, Mitchell SY, Pinder IM, McCaskie AW, Deehan DJ, Lingard EA (2008) Outcome following knee arthroplasty beyond 15 years. Knee 15(2):85-90

7. Rand JA, Trousdale RT, Ilstrup DM, Harmsen WS (2003) Factors Affecting the Durability of Primary Total Knee Prostheses. J Bone Joint Surg 85A: 259-265

8. Rand JA, Ilstrup DM (1991) Survivorship analysis of total knee arthroplasty. Cumulative rates of survival of 9200 total knee arthroplasties. J Bone Joint Surg 73A:397-409

9. Amin AK, Clayton R, Patton JT, Gaston M, Cook RE, Brenkel IJ (2012) Total knee replacement in morbildly obese patients: results of a prospective, mathed study. J Bone Joint Surg 94-B:Supp 6 in press

10. Julin J, Jämsen E, Puolakka T, Konttinen YT, Moilanen T (2010)Younger age increases the risk of early prosthesis failure following primary total knee replacement for osteoarthritis; a follow-up study of 32,019 total knee replacements in the Finnish Arthroplasty Register. Acta Orthopaed 81 (4):413-419

11. Kirker-Head CA, Van Sickle DC, Ek SW, McCool JC (2006) Safety of, and biological and functional response to, a novel metallic implant for the management of focal full- thickness cartilage defects: Preliminary assessment in an animal model out to 1 year. J Orthop Res 24(5):1095-1108

12. Becher C, Huber R, Thermann H, Paessler HH, Skrbensky G (2008) Effects of a contoured articular prosthetic device on tibiofemoral peak contact pressure: a biomechanical study. Knee Surg Sports Traumatol Arthrosc 16(1):56-63

13. Becher C, Huber R, Thermann H, Ezechieli L, Ostermeier S, Wellmann M, von Skrbensky (2011) Effects of a surface matching articular resurfacing device on tibiofemoral contact pressure: results from continuous dynamic flexion-extension cycles. Arch Orthop Trauma Surg 131:413-419

14. Provencher M, Ghodadra N, Verma N, Cole BJ, Zaire S, Shewman E, Bach B (2009) Patellofemoral Kinematics After Limited Resurfacing of the Trochlea. J Knee Surg 22:310-316

15. Becher C, Kalbe C, Thermann H, Paessler HH, Laprell H, Kaiser T, Fechner A, Bartsch S, Windhagen H, Ostermeier S (2011) Minimum 5 – year results of focal articular prosthetic resurfacing for the treatment of full-thickness articular cartilage defects in the knee. Arch Orthop Trauma Surg 131:1135-1143

16. Bollars P, Bosquet M, Vandekerckhove B, Hardeman F, Bellemans J (2012) Prosthetic inlay resurfacing for the treatment of focal, full thickness cartilage defects of the femoral condyle: a bridge between biologics and conventional arthroplasty. Knee Surg Sports Traumatol Arthros 20(9):1753-9

17. Davidson PA, Rivenburgh D (2008) Focal anatomic patellofemoral inlay resurfacing: theoretic basis, surgical technique, and case reports. Orthop Clin North Am 39(3):337-46

18. Cannon A, Stolley M, Wolf B, Amendola A (2008) Patellofemoral resurfacing arthroplasty: Literature review and description of a novel technique. Iowa Orthop J 28:42-8

19. von Hasselbach C, Witzel U (2007) Biomechanics and clinical results of focal HemiCAP® resurfacing in the femoral condyle. Poster Presentation. German Congress for Orthopaedics and Traumatology, Berlin

20. Paradowski et al (2006) Knee complaints vary with age and gender in the adult population: population-based reference based data for the knee injury and osteoarthritis outcome score (KOOS). BMC Musculoskelet Disord 7:38–45

21. Weiss JM, Noble PC, Conditt MA, Kohl HW, Roberts S, Cook KF, Gordon MJ, Mathis KB (2002) What Functional Activities Are Important to Patients With Knee Replacements? Clin Ortho Rel Res 404:172-188

22. Chirwa SS et al (1989) Intra-articular bupivacaine (Marcaine) after arthroscopic meniscectomy: a randomized double blind controlled study. Arthroscopy 5:33-35

23. Miniaci A, Arneja S, Jones M (2011) Clinical results of a novel knee resurfacing arthroplasty for focal osteoarthritis of the knee. ISAKOS

24. Riddle DL, Jiranek WA, McGlynn FJ (2008) Yearly incidence of Unicompartmental Knee Arthoplasty in the United States. J Arthroplasty 23(3):408-412

25. Furnes O, Espehaug B, Lie SA, Vollset SE, Engesaeter LB, Havelin LI (2007) Failure mechanisms after unicompartmental and tricompartmental primary knee replacement with cement. J Bone Joint Surg Am 89:519-25

26. Koskinen E, Eskelinen A, Paavolainen P, Pulkkinen P, Remes V (2008) Comparison of survival and cost-effectiveness between unicondylar arthroplasty and total knee arthroplasty in patients with primary osteoarthritis: a follow-up study of 50,493 knee replacements from the Finnish Arthroplasty Register. Acta Orthop 79:499-507

第 14 章

单纯髌股关节置换术

John Newman

14.1 引言

单纯的髌股关节炎在过去一直认为非常少见,55 岁以上的女性中的比例约为 8%,男性为 2%[1]。然而,症状轻但 X 线片上已经有明显退变的情况是很普遍的,更不用说很多医生从来不查髌骨的轴位像所漏掉的病例[2]。尽管膝前痛是在膝关节门诊最常见的症状,但是有指征的单纯髌股关节置换比例仍非常少,大约占膝关节置换总数的 1%左右。膝前痛多数比较轻微,而且为自限性。尽管一些医生建议轻微的髌骨不稳定需要纠正,但通常可以首先采用物理治疗。这种情况肯定不是髌股关节置换的适应证,对于一些影像学上有明确关节炎证据的病例,患者往往不会考虑手术方案。

14.1.1 髌股关节炎的诊断

明确的髌股关节炎症状变异度很大。髌股关节疼痛症状在看上去正常的年轻患者中更明显,而很多影像学上广泛退变的患者主诉的疼痛却往往很轻微,甚至有的没有疼

痛但却可能有卡住的现象。比较常见的是,患者主诉膝前痛,活动后加重;特别是屈膝负重体位时症状明显加重。上下楼梯时会出现疼痛,且通常会有研磨痛,无法进行跪和蹲的姿势。比较常见的主诉是绞锁或打软腿,相比单纯胫股关节炎,夜间痛更常见。往往在病程的早期, 甚至是在 X 线片上所显示的病变还不太明显的时候,患者的疼痛更明显,导致功能受限。诊断往往是基于临床的、明显的股四头肌废用性萎缩,以及其他髌后疾病的一些征象,支持临床病史。多数患者会有髌后的压痛,或者是主被动活动时髌后的压力性疼痛。另外,试图下蹲时会诱发疼痛,无法完成深蹲的动作。很容易在侧位片上找到退变的证据,但这种情况并不恒定;屈膝 30°位的轴位像更利于观察[3]。另外,在投照髌骨轴位时,可以变换不同的角度,这样可以更好地发现某一角度无法发现的退变(图 14.1)。

比较少见的情况是,患者病史和体征都很明确,但就是无法找到 X 线片的证据,如果需要在术前找到证据,可以选择磁共振检查,或者是术前进行关节镜探查[4]。另外,股骨髁发育不良会导致手术技术上的困难;这

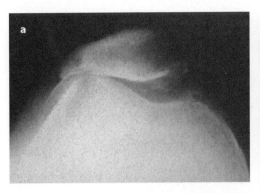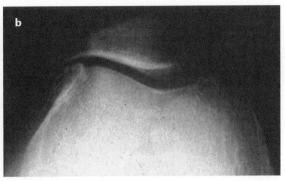

图 14.1　(a,b)分别为不同角度的髌骨轴位,前者可以较后者更清晰地显示髌股关节退变。

种情况下,术前的三维重建会有帮助[5]。

14.1.2 髌股关节炎的其他治疗选择

针对髌股关节的保守治疗方法中,股四头肌力量的训练疗效确切,因为这样的病例多合并广泛的股四头肌萎缩。然而,这种训练往往很难实现,因为训练过程中可能会诱发疼痛,从而削弱训练的效果。

由于病变多侵袭髌股关节的外侧面,通过支具或者是胶带将髌骨内推也有效,但是长期疗效并不确切。关节内注射甾体类药物也可以起到短期缓解疼痛的效果。同样,透明质酸注射也仅有短期的疗效[6]。

治疗髌股关节炎还有许多非置换的手术方法,包括关节镜下清创、联合或不联合前方抬高的重排术、软骨修复术、髌骨外侧面切除术和髌骨切除术。最近的一篇综述发现,这些方法均有较高的不满意率[7]。这些方法也有一定的支持者,但很少有长期随访的报道或者是对照研究,从而无法进行有效的评价。然而,多年以来对于髌骨切除术治疗单纯的髌股关节炎无效的观点已经形成广泛的共识[8],而且因为不稳定而需要伸膝装置重排会导致关节炎性的改变[9]。因此,

目前还没有一个非置换的手术方案获得广泛的接受。基于这种情况,单纯的髌股关节置换适应证有必要进行探讨。

14.1.3 髌股关节置换的适应证

由于髌股关节炎的病例表现的症状千差万别,而且处于退变各个阶段的患者均会寻求治疗方案,因此,很难找到精准的适应证。总的来说,患者会有明显的膝前痛,日常重要活动明显受限,自己会避免剧烈的运动或借助扶手上下楼梯。然而,这些对于年轻患者而言是无法接受的。所有的都会经过一段时间的保守治疗,但经常无效。对于这种很明确的髌股关节炎,是否应该首先选择非置换性手术治疗是见仁见智的。总的来说,相比置换术,非置换手术往往无法获得满意的结果,而且需要更长时间的康复过程。除了应该避免进行髌骨切除术之外,幸运的是,其他的非置换术之后都还可以进行髌股关节置换术而且还不影响相应的效果。

单纯的髌股关节置换指征应该是最少一侧的关节软骨的全层缺失,或者两侧更佳。这类人群还分为以下几种情况:

1. 老年患者,严重的髌股关节炎,但股胫关节保持完好。如果髌股关节病变是对称

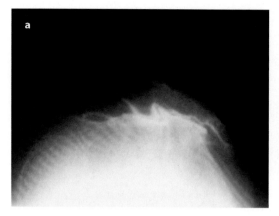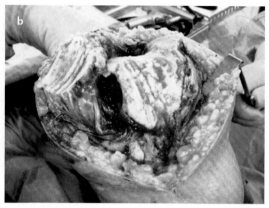

图 14.2　(a,b)为一位老年女性的髌骨轴位和术中照片,示髌股关节广泛的沟槽状改变。股胫关节正常。

的,往往有可能是三间室病变最先累及的间室,如果炎性病变在髌股关节数年一直没有发展,准确评估股胫关节的情况是非常必要的。有时会有一些极端的情况发生,病变仅限于髌股关节,胫股关节未受累及(图 14.2)。

2. 中等年龄,髌股关节外侧面退变;这是最常见的适应证。

3. 髌股关节炎合并伸膝装置不稳定。这些通常是由于滑车发育不良导致伸膝装置异常运动轨迹,从而导致滑车外侧关节面软骨磨损,虽然并不会出现真正的脱位。

4. 髌股关节炎合并伸膝装置慢性脱位,不论是否实行过髌骨切除[10,11](图 14.3)。

5. 非置换手术失败后一直疼痛。大约有 30%左右患者都有曾经的手术史,通常都是试图对伸膝装置进行重排。

2~5 条的适应证可能都有滑车发育不良的潜在因素在内,从而导致关节炎的改变。尽管 Lyon 等[12]已经对此进行了清晰的阐述,但在欧美也只是最近才真正获得认可。在布里斯托尔,膝关节的数据内已经包括了超过 700 例单纯髌股关节置换的数据,最常见记录的病因是外侧面的关节炎。这种情况往往是合并一定程度的髁发育不良继

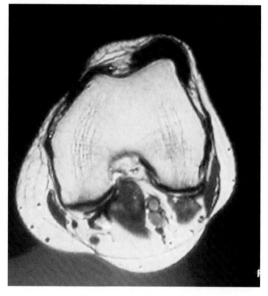

图 14.3　磁共振示髌骨切除术后髌腱持续半脱位。屈伸膝关节时腱性组织会在股骨外侧髁弹跳伴疼痛。滑车置换后会重建滑车沟,解决这个问题。

而导致一定程度的不稳定或者是轨迹异常。然而,直到近些年髁发育不良才逐渐被注意和重视,导致一直以来诊断记录的缺失[13]。相反的是,髌骨脱位一直是被认识的,因为多年以来,这种情况被认为和髌股关节炎的发生相关,无论之前是否曾进行过重排的手术[9]。然而近些年来,滑车发育不良已经被明确地认定是进行髌股关节置换的前兆。实

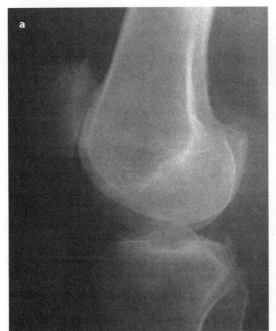
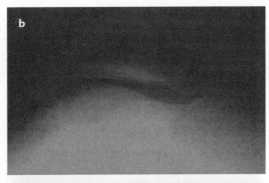
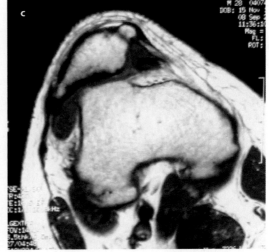
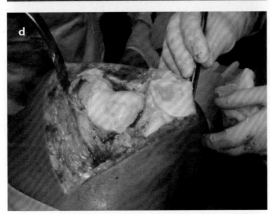

图 14.4　(a,b)29 岁男性侧位片和轴位片,严重的髌股关节病废,曾进行过 3 次伸膝装置重排手术。仍存在轻度半脱位,但外侧部分的软骨损伤严重程度无法判断。(c)磁共振证实半脱位并提示发育不良以及软骨磨损。(d)术中发现大面积的软骨缺失,磨损扩展到股骨外侧髁的外侧面。可以见到滑车的轻度增生和发育不良。可以发现曾经进行外侧入路试图纠正轨迹不良。尽管非常年轻,但髌股关节置换术后动能非常好。

际上,这种情况已经是公认的髌股关节炎的首要病因,原因主要是发育不良可以导致各种伸膝装置不稳定从而使关节软骨逐渐被磨损[14](图 14.4)。这也很有可能是为什么有相当多数量的青少年出现髌前痛并最终发展为髌股关节炎的一个合理的解释[15]。

　　6.骨折后继发的髌股关节炎。尽管髌骨骨折是单纯髌股关节炎的一个重要因素,但结合髌骨骨折的发病率来看,这个原因导致的髌股关节炎数量还是相对较少。布里斯托尔的膝关节数据显示,600 个髌股关节置换的病例里面只有 17 例曾有髌骨骨折病史。因此,由于髌骨骨折所导致的症状性关节炎很少。其中的原因有可能是在年轻的患者中，髌骨表面覆盖的软骨较其他部位更厚，可以有效防止迅速的关节炎性退变。

7. 髌骨切除术后持续疼痛；这种情况并非罕见，而且有可能是显而易见的。因为髌骨去除后，仅仅解决了疾病的一部分，而且伸膝装置持续的在粗糙炎性的滑车表面摩擦这种机械性的病理基础并未被打破。

8. 合并后交叉韧带功能不良会导致髌骨表面的压力持续增加，从而导致持续的髌前疼痛。如果可能，应该纠正这种胫骨的后倒。但是直到目前，后叉韧带的手术并未能获得广泛的成功，这样的情况导致的膝前痛可以通过髌股关节置换来获得改善。

9. 在通过单间室置换治疗的双间室关节炎的情况下，为了更好地改善膝关节的运动功能，目前更倾向于保留交叉韧带。因为外侧间室很少会在关节炎的早期阶段受到累及，所以仅置换内侧和髌股关节间室更符合逻辑，这种方法可以通过两个独立的假体或者是一体化的假体（Deuce）来实现。前一种方法在欧洲大陆已经实施了很多年，并取得了满意的效果[16]，而后者虽然有了一定的接受度，但仍需要长期结果来检验。

最后，必须要强调的一点是，单纯的髌股关节置换并不适用于虽然有明显的膝前痛并导致活动障碍，但关节软骨看上去基本正常的年轻患者。另外，这种手术不可能纠正畸形；因此，手术应该仅限于下肢力线正常而且没有明显的屈曲挛缩畸形的病例。

14.2 手术技术

14.2.1 切口显露

尽管髌股关节置换可以通过任何标准

的膝关节置换入路来进行，但多数医生还是由于更熟悉的原因选择内侧髌旁入路。也可以采用经股内侧肌或者是股内侧肌下方入路。切口比常规的全膝略偏近端，应避免损伤半月板或者是股胫关节软骨。尽管翻转髌骨有帮助，但也可以采用不翻转髌骨的微创入路。但是，除非术者非常熟悉微创入路以及髌股置换，否则不建议使用这种微创入路。应该可以通过切口对全关节进行观察，一旦发现股胫关节有损坏，这个切口可以很容易延长成全膝关节置换的切口。

当患者存在外侧髌股关节病变同时合并伸膝装置半脱位时，也可以考虑用外侧入路。这个入路在显露上并不太满意，但当需要做外侧松解并保持开放时，这种入路就比较合理了。另外，在这种情况下不需要再联合内侧切开，从而保留了股四头肌腱的功能。皮肤的切口也可以尽可能偏外，这样可以保留更多的前方感觉。这对于需要跪姿的患者来说是非常必要的，尽管髌股关节置换术后跪姿很难实现[17]。

外侧入路的不利之处在于多方面：很多医生并不熟悉；当需要中转全膝时会有些困难；会增加外侧膝血管出血的风险；当需要闭合的时候，没有清晰可辨的关节囊供关闭。所以应该对关节囊进行交叉标记，以助于闭合时的对位。另外，尽管髌股关节置换术后需要输血的可能很小[18]，关闭伤口前放松止血带并基于个人临床实践使用引流应该是明智的选择。尽管有以上这些不利方面，使用外侧入路应对比较严重的半脱位或者是脱位的伸膝装置可能会事半功倍。

14.2.2 植入假体

由于使用假体的区别，精确地假体植入

技术可能会有相应的区别,但滑车假体必须要求精确对位,尤其是注意旋转的位置。应该像在全膝置换里那样通过胫骨的长轴来获得最佳的评估[19],尽管导航或者是机器人已经被证实有效[20]。尽可能地多保留股骨的骨量是非常重要的,而且要牢记外侧脊可能相对不足,这一点在确定旋转时尤为重要。目前还没有不置换髌骨的相关报道,因此不建议这种做法。一定要测量髌骨的厚度,因为髌骨畸形或者是薄髌骨的情况很容易碰到。常规要求保留至少 14 mm 厚度,但不是经常能够实现。要避免不对称的髌骨切割。经常会遇到的情况是,髌骨假体需要坐在周围的边上,而中间用植骨或者是水泥填充。这种方法实际上整个髌骨都需要被表面置换。如果遇到了极薄的髌骨,应用髌骨增强垫块也会是个合理的选择,对于之前做过髌骨切除的病例,没必要尝试髌骨重建。

目前还没有一个髌骨假体的最佳形状。许多假体系统使用表面镶嵌式,而且嵌入式假体已经被证实疗效确切,尽管在一些极端硬化的病例中无法实现最佳的嵌入。

手术最重要的部分就是看到正确的髌骨轨迹。相比于全膝置换,需要进行外侧支持带松解的情况会比较常见。在进行髌骨显露的同时进行常规的髌旁松解应该是明智的,但经常的情况是需要更多的松解。有两个实验可以检验没有持续的外侧轨迹。第一个就是无拇指实验,检查屈伸时髌骨的轨迹。第二个就是推动实验,保持髌骨在滑车居中位置,一直能使膝关节屈曲到 90° 位置。如果无法满足这些标准,应该继续进行外侧松解。有可能是仅需要松解外侧的支持带,但也有可能是需要松解整个关节囊和滑膜。

如果问题持续存在,有可能需要在闭合伤口时采用股内侧肌斜形推进术,可以用巾钳或者是预缝 2~3 针在内侧支持带上,保持张力的同时再测试轨迹。在尝试了上述方案后,轨迹不良往往都会被解决。但如果还是存在,就需要进行胫骨结节内移来解决。但在实施这个方案之前,应该再次仔细检查滑车假体的旋转,应确保假体有几度的外旋。无论采取什么方案,都应该确保最佳的髌骨轨迹,否则患者会出现卡住或者是外侧疼痛的症状。实际上,很重要的一条就是,一旦假体就位,这种手术就是一个软组织手术了。

14.3 术后护理和康复

术后的处理原则和全膝关节置换术后相同,要预防应用抗生素和抗血栓治疗。康复师协助被动活动肢体,但需要缓慢而且循序渐进,通常来说患者至少要几天才可以重新恢复股四头肌的控制以及满意的膝关节屈曲。如果进行了内侧广泛的紧缩或者是股内侧肌的推进术,比较明智的方案是屈曲练习要比正常情况更慢。如果采用缓慢的策略,可以采用持续被动的活动作为常规的手段。

14.4 并发症

髌股关节置换的并发症总体上与其他类型的置换类似,但有两个早期的问题需要额外注意。

首先,由于外侧松解的比例较高,所以容易出现出血的并发症。因此,外侧松解后,在关闭伤口前应常规松止血带,并需要放置引流。而且,膝关节术后外侧会出现明显肿胀,主要是因为外侧关节囊的屏障已经被打开。随着时间的推移这种肿胀会逐渐消退,但会引起早期的焦虑。

其次,术后可能会出现髌骨轨迹的问题。这意味着要么是术中的问题没有充分解决,要么就是内侧修复的软组织失效了。无论是哪种原因,这种问题都需要纠正,同时要考虑到再次手术时髌腱局部软组织的条件,因为再次手术可能会导致局部血运的破坏,从而有可能出现髌腱撕脱!

特殊的后期并发症是有可能出现外侧卡住,或者是疼痛。主要的原因还是伸膝装置重新排列不足,或者比较常见的另一个原因是滑车假体安装位置错误。假体矢状面上屈伸的位置错误可以很容易地通过侧位片进行判断,但旋转的问题则很难识别。如果确实存在这种可能,CT 检查可以用来判断旋转的问题(图 14.5),如获得证实,纠正之后会获得改善[21]。

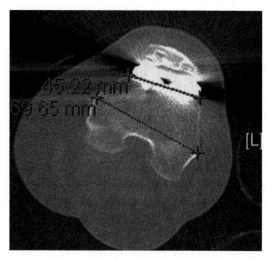

图 14.5　一例术后持续疼痛患者的 CT 扫描,滑车假体内旋;这种情况在 X 线片上很难看到。

14.5 结果

14.5.1 假体生存率

髌股关节置换的结果很难通过有意义的方法来报道,一个是假体种类多,同时又分散的应用在不同适应证的情况下,使得比较起来存在难度。所有这类假体都是从源于 McKeever 最早研发的 patellar cap 型假体演化而来[22]。随着时间的推移,所有假体都有了不同程度的改进。另外,很难从文献中获得令人信服的生存率数据。然而,还是有一些相关的报道[23-28]。总的来说,短期和中期结果满意,尽管没有哪一款假体表现更突出。无论如何,目前的生存率结果还比较好,因此值得对于这种手术方式进一步深入研究。这并不意味着,这些仍然在位的病例已经获得了临床上的成功,相反的是,必须意识到一个事实是一些单间室的假体很容易被翻修,而且经常是没有明确指征的翻修,翻修后的疗效又无法保证。正是因为翻修容易,有时候单间室假体往往是在没有明确指征的情况下被翻修了,相比于较难翻修的全膝关节,单间室假体的生存率往往低于全膝[29]。需要注意的是,很多翻修的原因并不是由于假体的失效,相反,关节炎进展和复发性或者是持续新的半脱位是最常见的失效翻修的原因。这些问题可以通过合理选择患者和提高手术技术以及相应的假体设计改进来弥补。

14.5.2 Richards 型假体

有 3 篇文章[3-32]报道了 Richards 型假体的长期随访结果,显示多数患者 10 年后还能保持良好的功能。然而,所有的报道里并发症都很高,而且表面置换后的再手术率也很高,包括髌骨切除、伸膝装置重排、因外侧疼痛进行的外侧松解,假体翻修,通常都是翻修成全膝。比较常见的是股胫关节炎的进展,尤其是内侧间室。虽然为了迎合并限制髌骨假体的 V 型特点,股骨滑车组件呈现深沟形态,但聚乙烯磨损和滑车组件松动并不常见。类似的报道也见于 Lubinus 假体,也采用了类似的深凹的滑车设计,该报道是术后 7 年的随访结果[33]。因此,尽管有很多良好的短期结果,这类假体的 15 年生存率仅有 75%,无法和现今的全膝关节置换相媲美。但一些学者认为,对于一些非常年轻而不适于全膝置换但却深受单纯髌股关节病变影响的患者来说应该是一个合适的选择;另外,对于一些高龄患者而言,髌股关节置换也提供了一个微创的解决方案。

14.5.3 Avon 型假体

最近,布里斯托尔膝关节组织报道了一组前 100 个 Avon 假体的 5 年生存率达到 96%(图 14.6),而且疼痛缓解程度非常优异[35]。和老的 Lubinus 假体相比,新的假体表现非常优异[33]。目前,已经有 400 例患者进行了这种手术,当然一些问题仍然是不可避免,10 年的假体返修为 8%。所有的翻修都是直接转为全膝[21]。主要的翻修原因是股胫关节炎的进展。但内外侧间室均有[36],在年轻患者中,首要诊断是滑车发育不良很少,这种情况在之前已经有相应叙述[37]。这款假体已经被广泛应用达 10 年以上,其他中心报道的结果与布里斯托尔的类似[38,39]。因此,也有可能这款假体的时代已经到来,

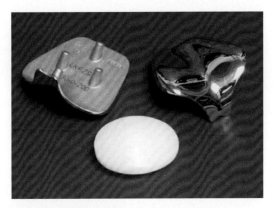

图 14.6　宽的 Avon 型假体仅需少量的前方截骨,但髁间的骨量会有区别。这种对称性假体滑车沟比较浅。

尽管还没有达到完美的程度。

14.5.4 其他类型假体

最近,市场上涌现出了很多其他类型的假体,比如 Leicester,FPV,Hermes,Performance,LCS 和 Journey(图 14.7)。这些假体设计的目的在于解决目前持续存在的一些问题。多数这些新假体不是对称而是偏一侧的,看上去有其合理性。Journey 和 Hermes 型假体保留了宽的滑车形态。前者有一轻度深的 S 形滑车沟,从理论上将有助于解决轨迹不良的问题。到目前为止,这些新的假体还没有相应的数据结果,尽管最近有报道显示 LCS 非常高的假体翻修率令人失望[40]。

上述的这些假体都可以提供相应解剖变异的各种型号假体。Sisto 和 Sarin 采用一种不同的入路,主要是因为他们采用了一种适应个体化定制的假体。他们报道 6 年的随访 100% 的假体生存率,并认为结果表明采用定制的假体所需要的额外花费是物有所值的[41]。对于这种方法还有待于长期的随访结果。

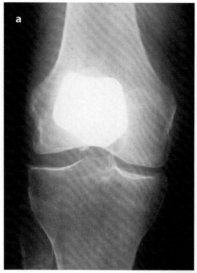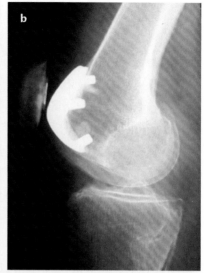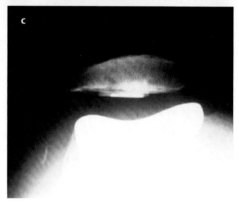

图 14.7　X 线片示 Journey 假体术后位置满意。这款假体的滑车宽而且不对称,因此股骨前方的截骨很少。相对深 S 型的滑车沟有助于保持髌骨的位置,而且采用黑晶材质,有助于减少磨损。(a)正位片示股胫关节没有明显退变;(b)侧位片示假体屈伸位置合适;(c)轴位片示髌骨轨迹良好,尽管有轻度的截骨不对称,但在一些磨损严重而且又很薄的髌骨条件下,这种情况很难避免。

14.6 髌股关节或全膝关节置换治疗单纯的髌股关节炎

在全膝关节置换不断演进的时候,很多医生都不愿意通过全膝置换来解决单纯的髌股关节炎,而更倾向于用非置换的方法。另外,一些人的观点认为,全膝关节置换治疗单纯髌股关节炎往往疗效不满意,尤其是术后康复[42]。而其他的一些学者认为伸膝装置的平衡是高度依赖于手术技术的[43]。然而,随着全膝置换变成了一个标准的术式,当医生不满意于单纯的髌股关节置换的结果时,均会倾向于选择全膝置换作为解决方案。Mont 等认为对于 55 岁以上的患者来说,这种解决方案是切实可行的[44]。于是乎出现了两种截然不同的观点,一些医生倾向于选择更熟悉的全膝置换而另外一些医生选择微创的髌股关节置换。因此,一个报道的作者认为,单纯的髌股关节置换的结果可以和全膝置换相媲美,而且同时又是一个微创的选择,相比而言更好[45],同时,一个纳入了 28 个研究的 meta 分析结论表明尽管髌股关节置换组有很高的翻修率,但更多的是和假体相关[46]。幸运的是,目前一致的观点认为，当单纯髌股关节置换需要翻修时比较容易，而且其结果也不受之前手术的影响[21,47]。

我个人的观点是任何一种方法在相对应的老年患者中都可以取得确切的疗效，对于选择髌股置换最重要的一点是要明确股胫关节是完好的，因为关节炎的进展是目前髌股关节置换最主要的失败原因。真正的单纯髌股关节置换的适应证应该是年轻患者继发于一定程度的髌骨不稳定或者是滑车发育不良，从而导致的严重疼痛症状的情况。这类患者术后的表现非常好，而且由于他们的股胫关节完好无损，完全可以期待非常好的长期效果。

14.7 结论

多年以来，尽管共识认为髌股关节痛是一种较常见的情况，但是一直被证实很难缓解，对非手术或者是非置换手术反应不佳。目前已经意识到不同程度的滑车发育不良是主要病因，往往由于外侧髌股关节磨损呈现严重硬化骨时会导致严重的症状。这种情况在相对年轻的时候即可出现。

单纯的髌股关节置换作为治疗髌股关节炎的一种方法已经被广泛应用了 50 多年。其结果参差不齐，但更好地了解疾病的机制以及合理选择适应的患者可以使效果不断提升。另外，最近 10 年，假体的设计也不断改进，假如结合严格的适应证筛选，至少中期的卓越结果是完全可以预期的。目前这种方法还仅在少量的患者中应用，随着进一步假体设计和工具的改良，将来更好的结果是完全可以预见的。

（安　帅译　曹光磊审）

参考文献

1. McAlindon TE, Snow S, Cooper C, Dieppe PA (1992) Radiographic patterns of osteoarthritis of the knee joint in the community. Ann Rheum Dis 51:844-849
2. Davies AP, Vince AS, Shepstone L, Donell ST, Glasgow MM (2002) The radiologic prevalence of patellofemoral osteoarthritis. Clin Orthop 402:206-212
3. IwanoT, Kurasawa H, Tokuyama H, Hoshikawa Y (1990) Radiographic and clinical findings of patellofemoral arthrosis. Clin Orthop 252:190-197
4. Gao X, Xu ZJ, He RX, Yan SG, Wu LD (2010) A preliminary report of patellofemoral arthroplasty in isolated patellofemoral arthritis. Chin Med (Eng) 123:3020-3
5. Biedert R, Sigg A, Gal I, Gerber H (2011) 3D representation of the surface topography of normal and dysplasic trochlea using MRI The Knee 18:340-346
6. Clark S, Lock V, Duddy J, Sharif M, Newman JH, Kirwan JR (2005) Intra-articular hylan in the management of patellofemoral osteoarthritis of the knee. The Knee 12:57-62
7. Donell and Glasgow MMS (2007) Isolated patellofemoral osteoarthritis. The Knee 14:169-176
8. Ackroyd CE, Polyzoides AJ (1970) Patellectomy for osteoarthritis. J Bone Joint Surg 60-B:353-357
9. Crosby BE, Insall JH (1976) Recurrent dislocation of the patella:Relation of treatment to osteoarthritis. J Bone Joint Surg 58-A:9-13
10. Ackroyd CE, Smith EJ and Newman JH (2004) Trochlear resurfacing for extensor mechanism instability following patellectomy. The Knee 11:109-111
11. Hau RCY and Newman JH (2008) Knee replacement for osteoarthritis secondary to chronic patella dislocation and trochlear dysplasia. The Knee 15:447-450
12. Dejour H, Walch G, Neyret PH, Adeleine P (1990) Dysplasia of the femoral trochlea. Rev. Chir. Orthop 76.45-54
13. Hendrix M and Newman JH (2006) Trochlear dysplasia-an under recognised cause of patello femoral arthritis. J Bone Joint Surg 88B:251
14. Newman JH (2007) Patellofemoral arthritis and its management with isolated patellofemoral replacement. Orthopedics 30:58-61
15. Utting MR, Davies G, Newman JH (2005) Is anterior knee pain a predisposing factor to patellofemoral osteoarthritis? The Knee 12:362-365
16. Heyse TJ, Khefacha A, Cartier P (2010) UKA in combination with PFR at average 12 year follow-up. Arch Orthop Trauma Surg 110:1227-1230
17. Hassaballa MA, Porteous AJ, Newman JH, Rogers CA (2003) Can knees kneel. Kneeling ability after total, unicompartmental and patellofemoral knee arthroplasty. The Knee 10:155-160
18. Henderson MS, Newman JH and Hand GCR (1999) Blood loss following knee replacement surgery use it don't lose it. The Knee 6:125 -129
19. Shakespeare D, Dikko B (2005) A simple precise technique for making the anterior cut in patellofemoral resurfacing. The Knee 12:454-455
20. Cossey AJ and Spriggins AJ (2006) Computer-assisted patellofemoral arthroplasty a method for optimis-

ing rotation. J Arthroplasty 2006 21 420-427

21. Mulford JS, Eldridge JD, Porteous AJ, Ackroyd CE and Newman JH (2009) Revision of isolated patellofemoral arthroplasty to total knee replacement. Current Orthop Prac 20:437- 441

22. McKeever DC (1955) Patellar prosthesis. J Bone Joint Surg 37:1074-1084

23 Arcerio RA, Toomey HE (1988) Patellofemoral arthroplasty: A 3 to 9 year follow-up study. Clin Orthop 236:60-71

24. Blazina ME, Fox JM, Pizzo D, BroukhimB, Ivey FM (1979) Patellofemoral replacement. Clin Orthop 144:98-102

25. Argenson J-N A, Guillaume J-M, Aubaniac J-M (1995) Is there a place for patellofemoral arthroplasty? Clin Orthop Relat Res 321:162-167

26. Cartier P, Sanouiller JL, Grelsamer R (1990) Patellofemoral arthroplasty. J Arthroplasty 5:49-55

27. Lubinus HH (1979) Patella glide total replacement. Orthopaedics 2:119-127

28. Aglietti P, Insall JN, Walker PS, Trent P (1975) A new patella prosthesis design and application. Clin Orthop. 1975 107 175-187

29. Goodfellow JW, O'Connor JJ, Murray DW (2010) A critique of revision rate as an outcome measure. J Bone Joint Surg 92B:1628-1631

30. de Winter WE, Feith R, Van Loon CJ (2001) The Richards type II patellofemoral arthroplasty: 26 cases followed for 1-20 years. Acta Orthop Scand 72:487-490

31. Kooijman HJ, Driessen AP, Van Horn JR (2003) Long-term results of patellofemoral arthroplasty. A report of 56 arthroplasties with 17 years follow-up. J Bone Joint Surg 85-B:836-840

32. Cartier P, Sanouiller JL, Khefacha A (2005) Long-term results with the first patellofemoral replacement. Clin Orthop Relat Res 436:47-54

33. Tauro B, Ackroyd CE, Newman JH, Shah NA (2001) The Lubinus patellofemoral arthroplasty-a five to ten year prospective study. J Bone Joint Surg 83-B:696-701

34. Merchant AC (2004) Early results with a total patellofemoral joint replacement arthroplasty prosthesis. J Arthroplasty 19:829-836

35. Ackroyd CE, Newman JH, Evans R, Eldridge JD, Joslin CC (2007) The Avon patellofemoral arthroplasty: five year survivorship and functional results. J Bone Joint Surg 89-B:310-315

36. Nicol SG, Loveridge JM, Weale AE, Ackroyd CE, Newman JH (2006) Arthritis progression after patellofemoral joint replacement. The Knee 13:290-295

37. De Cloedt P, Lagaye J, Lokietek W (1999) Femoropatella prosthesis. Acta Orthop Belg 65:170-175

38. Starks I, RobertsS, White SH (2009) The Avon patellofemoral joint replacement. J Bone Joint Surg 91B:1579-1582

39. Sarda PK, Shetty A, Maheswaran SS (2011) Medium term results of Avon patellofemoral joint replacement. Indian J Orthop 45:439-444

40. Charalambous CP, Abiddin Z, Mills SP, Rogers S, Sutton P Parkinson R (2011) The low contact stress patellofemoral replacement. J.Bone Joint Surg 93B:484-489

41. Sisto DJ, Sarin VK (2006) Custom patellofemoral arthroplasty of the knee. J Bone Joint Surg 88A:1475-1480

42. Kolettis GT, Stern SH (1992) Patella resurfacing for patellofemoral arthritis. Orthop Clin N. America 23:665-673

43. Parvizi J, Stuart MJ, Pagnano, Hanssen AD (2001) Total Knee Arthroplasty in patients with isolated patellofemoral arthritis. Clin Orthop 392:147-152

44. Mont MA, Haas S, Mullick T, Hungerford DS (2002) Total knee replacement for patellofemoral arthritis. J. Bone Joint Surg 84A:1977-1981

45. Dahm DL. Al-Rayashi W, Dajani K, Shah JP, Levy BA, Stuart MJ (2010) Patellofemoral arthroplasty versus total knee arthroplasty in patients with isolated patellofemoral osteoarthritis. Am. J Orthop 39:487-491

46. Dy CJ, Franco N, Ma Y, Mazumdar M, McArthy MM, Gonzalez DVA (2011) Complications after patellofemoral versus total knee replacement in the treatment of isolated patellofemoral arthritis. A meta-analysis. Knee Surg Sports Trauma Arthrosc [E-pub ahead of print]

47. Lonner JH. Jasko JG, Booth RE (2006) Revision of a failed patellofemoral arthroplasty to a total knee replacement. J.Bone Joint Surg 88A:2337-2342

第15章

部分膝关节置换术

Lindsay Rolston

15.1 引言

全膝关节置换术(TKA)是治疗膝关节炎安全有效的外科手术,事实上也是目前治疗此类疾病的金标准[1,2]。然而,作者根据 15 年以上的 TKA 手术经验,观察到了几个明显的现象。首先,并非所有的患者对术后功能都满意。Noble 等的研究[3]表明,超过 50% 的 TKA 患者表达了某种形式的功能缺陷,尤其是在侧向运动期间。这个现象突显了前交叉韧带(ACL)的必要性及其在 TKA 术后功能满意度中的重要性。第二个现象是,ACL 和后交叉韧带(PCL)在手术前通常是健康完整的。遗憾的是,现在的手术技术往往要求切除这些结构。第三个现象是患者往往是内侧间室和髌股关节 (PFJ) 间室的磨损,而外侧间室通常是无症状的[4]。由于整个关节面的切除,造成了部分健康组织的不必要牺牲。

保留外侧间室和交叉韧带的部分膝关节置换术的理念已并不是新的创意。单间室膝关节置换术(UKA)和髌股关节置换术已经开展了近 30 年[5,6]。UKA 手术只置换内侧间室,而忽略髌股关节炎的变化,但临床结果却是令人满意的[7]。不过,有明确的证据表明骨关节炎可能会在术后发生进展,影响临床结果[8,9]。

一个可行的解决方法是将髌股关节置换术增加到现有的 UKA 移植物中。但因为要在关节软骨和移植物之间引入 3 个不连续区[10],所以两种移植物的结合在技术上是具有挑战性的。除技术方面外,手术成本也是需要引起关注的。因为在治疗双间室膝关节疾病时,实施两个手术替代单一手术增加了额外的手术费用。这种拆解的关节置换模式并不是一个新的概念。Parratte 等研究[11]随访 77 例病例,其中 27 例病例在平均术后 8 年失败。20 例翻修病例与非水泥滑车失效有关。虽然最近有关拆解的关节置换术的研究较多,但大多数的随访时间<2 年,样本量不足 30 例[12-14]。

8 年前设计的一种单模块移植物(双间室膝关节系统 Journey Deuce, Smith and Nephew, Memphis, Tennessee, USA),同时置入在膝关节的内侧间室和髌股关节间室上(图 15.1)。除保留了无症状的外侧间室之

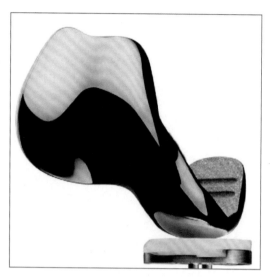

图 15.1　Journey Deuce 双间室关节置换系统 (Smith and Nephew, Memphis, Tennessee, USA)。

外,该系统还保留 ACL 和 PCL。胫骨内侧的金属托是单间室假体系统。该设计的初衷是采用较小的切口,术后的快速康复,疼痛轻,失血少,膝关节稳定和功能的改善。

15.2 入路

尽管存在手术视野小的担忧,但多年来微创关节置换术的研究一直备受关注[15]。从植入方式相对容易和术后临床结果满意来看,作者认为应优先选择微创手术。使用 Deuce 膝,除了短暂评估外侧间室完好性外,无须暴露外侧间室。同时,通过外科技术使得假体可以过较小的切口植入。

我们的患者中约 80% 接受了标准内侧髌旁入路。通常只需要劈开股四头肌 1 英寸(1 英寸 ≈ 2.54 cm)长。作者在约 20% 的患者中使用了股内侧肌入路,操作并不困难。这个入路通常适合于无膝关节手术史,肌肉不发达,组织柔韧性好的患者。从 TKA 和

Deuce 膝组织显露程度来看,后者的潜在优势并非完全依赖于切口的长度。更确切地说,对于健康组织的保护似乎是 Deuce 膝的优势所在。膝关节外侧间室和膝外侧动脉的显露及膝外侧动脉不能很好地凝血会减低术后功能的康复、增加术后疼痛,Deuce 膝可以有效避免对外侧间室及外侧动脉的显露。相较传统 TKA,Deuce 膝可以减少大约 50% 的切骨量。此外,在外侧沟放置一个牵开器或者外翻髌骨,可避免胫骨的向前半脱位。失血量和组织张力的减少可进一步改善术后效果。尽管如此,仍应鼓励外科医生在必要时增加显露,以降低手术困难度。因为切口长度和对股四头肌的干扰并不是影响康复的首要因素。此外,足够宽敞的切口可能降低对线不良,皮肤缺损和残留水泥的风险[16,17]。标准 TKA 暴露与 Deuce 膝关节系统的比较见图 15.2。

15.3 技术

与 UKA 相似,Deuce 假体植入技术先从胫骨准备开始。将胫骨切骨模块用一根钢针固定在胫骨上,另一钢针固定在胫骨外侧髁下面。初始针的放置作为垂直截骨和水平截骨的截止点,这可以防止胫骨髁间嵴下方或垂直方向上的应力增加,预防骨折(图 15.3)。在这些位置上的两个固定针不仅固定了截骨模块,也避免了在软骨下骨上放置固定针的需要,因为这可能引起胫骨托的软骨下塌陷,导致手术失败。胫骨的保守截骨厚度是 2~4 mm。在多数情况下,从胫骨关节表面的最低点切除 2 mm 是比较理想的。如果一个中立对线的膝关节显示内侧和髌

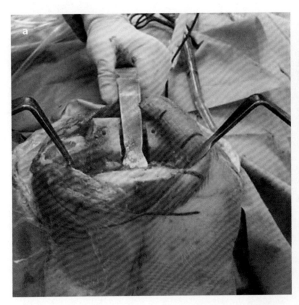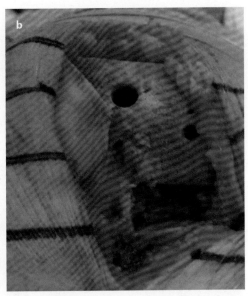

图 15.2　TKA (a) 和 Deuce 膝 (b) 显露的比较。

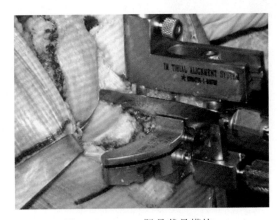

图 15.3　Deuce 胫骨截骨模块。

股关节间室磨损，则选择 4 mm 胫骨截骨厚度，可以矫枉过正和外侧间室的负荷过载。因为允许中立内翻/外翻放置并后倾为 2°~4°，推荐使用保守的胫骨截骨。双间室膝关节置换术 (bicompartmental knee arthroplasty, BKA) 联合 Deuce 膝已显示可恢复膝关节力线[18]。

与 UKA 相同，胫骨托的置入至关重要，安放时坐于皮质边缘但不可悬出，将假体尽量靠外安但应避免伤及 ACL 的胫骨附着

点。这使负荷最大限度地分布在胫骨上。以间隙模块来确定膝关节屈伸间隙。为了矫正过度内翻畸形，我们采用了类似于 TKA 的截骨技术，并允许矫正广泛性内翻畸形。与 UKA 相反，Deuce 膝膝关节伸直间隙的平衡可以独立于屈曲间隙进行，且允许较大的畸形矫正 (图 15.4)[18,19]。

匹配滑车与股骨外髁之间移行区的处理是最重要的技术关注点。通过改良的器械，这一操作可以重复进行 (图 15.5)。截骨完成后，像 TKA 一样用假体试模测试 (图 15.6)。髌骨假体及其准备与 TKA 所用的方法相同。外侧支持带松解和髌骨外侧关节面切除术可用于平衡髌股关节。BKA 的髌股关节恰当的平衡更为关键，以防止髌骨外侧面与股骨外侧髁移行区相互接触。在行 BKA 时，需要借鉴 TKA 中关于髌股关节平衡的技术考量。除了平衡外侧支持带的制约之外，将整个假体尽可能向外移动但不能悬出，可使髌骨在滑车沟内获得较好的运动轨

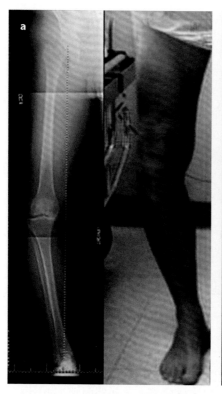
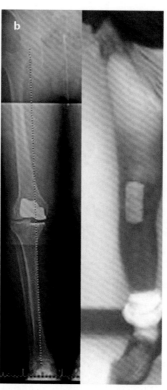

图 15.4　Deuce 膝关节置换前与置入前后膝关节恢复情况：(a)术前；(b)术后。

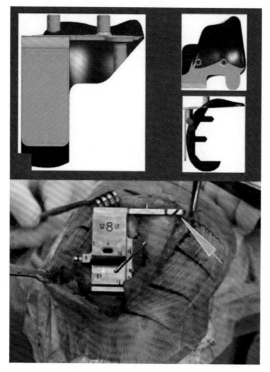

图 15.5　Deuce 大小尺寸模板和新四合一截骨模块。

迹。滑车槽与 Genesis Ⅱ 全膝关节系统（Smith 和 Nephew）相同，是一种具有良好的髌股关节功能记录和优秀临床效果的假体[20,21]。尽管作者喜用 9.0 mm 厚的髌骨三齿表面贴附式假体，但是表面贴附式和嵌入式髌骨假体一直都在有良好的记录。在我们的中心，虽然也有一小部分的患者没有同时进行髌骨表面置换，并且已随访了 5 年，但目前我们对明确髌股关节炎的患者常规进行髌骨表面置换。

从髌股关节生物力学角度来看，股骨部分的旋转也是非常重要的。保持恰当的旋转或增加 1°~2° 的外旋可以优化髌股关节的功能。由于股骨组件为单块假体，我们就要充分考虑股骨假体的旋转，因为它与内侧间室对应髌股关节间室之间平衡相关。适当增加股骨外旋可以使胫股接触区域更偏内，而

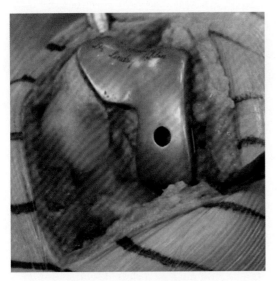

图 15.6　Deuce 试模测试。

股骨假体的内旋会对髌股关节的力学产生不利影响。股骨假体的外旋可由滑车沟的前后线（AP 线）和通髁轴线确定。确定髁上轴通常比较困难，因此股骨假体位置主要通过 AP 线来确定。

15.4 特殊注意事项，适应证和患者选择

　　首先要明确的是，外侧关节间室有症状是 Deuce 假体置换的禁忌证，病史采集和体格检查对于确定外侧膝痛来源至关重要。髌骨外侧疼痛通常与髌股关节炎相关，且可被成功治疗。但无论放射影像学提示外侧间室如何完整无损，真正的外侧关节线疼痛不能通过这种手术来治疗。这部分患者可以通过术前 MRI 和（或）关节镜来明确外侧间室病变。虽然作者成功完成的手术中有一部分患者的 ACL 是缺失的，但完好的 ACL 仍应作为首选。观察发现有 6.38% 的患者存在 ACL 缺陷。如果患者存在关节不稳症状，那最好

在置换的同时进行 ACL 重建，或转行 TKA 手术。对于活动量较少且无症状的 ACL 缺陷患者，进行 BKA 并不会影响临床结果。最后，像 UKA 或髌股关节置换一样，炎性关节炎是手术禁忌证之一。

　　屈曲挛缩 >10° 的较严重病例，转行 TKA 是必要的。屈曲挛缩可以通过松解内侧的腘绳肌腱、后方关节囊、切除内后方骨赘来改善。优选骨量好的病例。相较 UKA，Deuce 系统在一定程度上对于可纠正的内翻畸形程度限制较小。截骨之后，膝关节获得屈曲间隙平衡是独立的，并不受伸直间隙影响，而内侧可松解 20° 的内翻畸形，且术后可达到良好的稳定和功能。

　　患者选择是一个常见的问题。谁是理想的适合人群？年轻、活动量大的患者是否可以通过保留十字韧带以及减少截骨来获得膝关节的稳定性？抑或是担忧 TKA 术后疼痛和康复的老年患者？实施了 1000 例 Deuce 膝手术后，笔者认为年龄和活动水平对于确定候选手术患者并不是至关重要的。每组患者进行 Deuce 膝手术同时都从 BKA 中受益。

　　适当的术前体检非常重要。疼痛的位置是其中最重要的因素。由于患者通常会泛指膝关节外侧面疼痛，因此我们必须确定其所指的是髌骨的外侧关节面疼痛，还是真正的外侧关节线触痛。前者情况的患者仍然是 Deuce 膝的适应证，因为髌股关节可以获得到置换。而对后者而言，如果外侧关节间室未进行置换，则无法解决疼痛问题。当患者存在膝外侧疼痛且缺乏外侧髌股关节炎的放射学证据时，则无法确定是否为 Deuce 置换的适应证。这种情况下，可以先行完善磁共振成像或关节镜检查以确定假体选择。在体格检查

时也需要充分考虑 ACL 的完整性、屈曲挛缩情况、髌骨轨迹和外侧间室狭窄程度。

显然,任何病例,外侧髁上的骨赘都能也都应被去除。这种必须切除的接吻型损伤(kissing-type lesion)并不是 Deuce 假体置换的禁忌证。不能接受外侧股骨髁承重轨迹上有全层软骨损害的病例行 Deuce 置换。这种情况,无论外侧膝关节的症状如何,都建议转行 TKA 手术。

还需要考虑的是,膝关节中立对位良好的患者合并内侧间室关节炎和外侧间室张开。大多数内侧间室骨关节炎病变会导致内翻畸形。偶尔,根据股骨和胫骨的解剖结构,X 线片可能会发现内侧间室和髌股关节关节炎,但外侧间室无症状。在这种情况下,在股骨远端或胫骨截骨多一些,以避免矫枉过正。低位髌骨可能是由于胫骨高位外翻截骨造成的。这种状况是不期望的,因为低位髌骨会与移行区的软骨发生接触。另外,闭合楔胫骨高位截骨术产生的内侧间室中立位对线,也存在矫枉过正的风险。对于这两类病患很有必要转行 TKA 手术,因此笔者建议对低位髌骨患者不行双间室置换。

15.5 术后随访

如前所述,Deuce 假体置换的潜在好处之一是获得更好的恢复效果。通过保留更多的健康组织和术中更少的关节创伤,使术后关节功能获得更好的改善。早期证据支持这一假设。一项对 8 名 BKA 患者和 10 名患者为对照组进行的步态研究中发现,BKA 组膝关节患者行走期间具有正常冠状面生物力学机制和膝关节瞬间的伸展力矩[22]。术后

随访 1.2 年,Deuce 置换患者很大程度恢复了正常功能。

关于临床结果,笔者收集了同一外科医生进行的 166 例 Deuce 和 46 例 TKA 手术(Legion,Smith and Nephew)术后相关数据,组间控制年龄和体重指数。Deuce 组住院时间为 2.5 天,而 TKA 为 3.5 天。平均止血带使用时间 Deuce 组比 TKA 短 7 分钟。只有4.6%的 Deuce 患者需要输血,而 TKA 患者的输血比例为 29%的。随访时间至少 24 个月,翻修率为 1.3%。2 年内每个时间点,Deuce 组平均膝关节评分(KSS)均超过 TKA组,令人惊讶的是 6 个月时就超过 90 分(图15.7)。此外,在每个时间点,Deuce 患者的运动范围优于标准 TKA 组的运动范围 (图15.8)。并发症包括:3 次推拿,3 例感染(1 例急性,2 例慢性),1 例全聚乙烯胫骨部件松动,1 例外侧半月板部分切除,1 例内侧胫骨平台骨折,1 例髌骨假体松动,2 例衬垫锁扣机制失效,3 例胫骨托断裂。断裂的风险归因于胫骨托的设计,其后被制造商进行了改进。据统计显示在过去的 7 年里,已有超过5000 例患者实施了 Deuce 膝手术,其中1000 例由作者本人完成。早期术后临床结果是令人满意的,但是为了进一步验证Deuce 膝关节假体的长期安全性和有效性,需要更多的进一步研究。

除临床结果外,笔者在一项调查中评估了早期功能表现,包括患者使用任何辅助装置的天数,恢复到可以驾驶的时间,停用所有疼痛药物的时间,住院时间,切口长度,平均止血带使用时间,以及是否需要输血。在根据笔者的调查,与 TKA 患者相比,Deuce患者早 10 天停止使用辅助装置,早 10 天恢复驾驶,早 7 天停止服用止痛药。

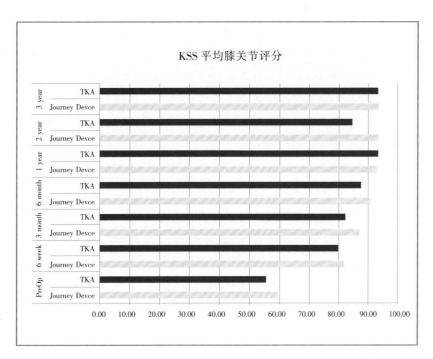

图 15.7　外科医生术后 KSS 评分调查结果。

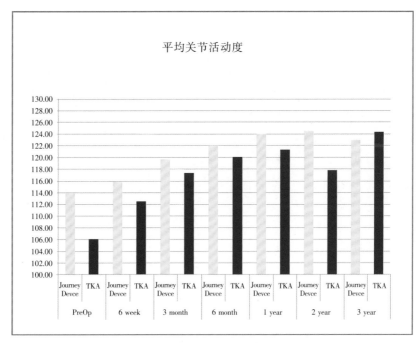

图 15.8　外科医生术后关节活动度（ROM）调查结果。

15.6 技巧分享

任何类型的部分膝关节置换手术的理想效果是由多因素决定的。作者所完成的 1000 例 Deuce 手术中还没有股骨侧的失败案例。这基本上与 TKA 相关文献相似。在 UKA 或 BKA 中，胫骨侧的处理似乎都是薄弱环节。第一个建议是尽量减少胫骨截骨深度。其主要原因是胫骨托安放在更为坚硬的软骨下骨上更为有利。而 4 mm 以内的近端胫骨组织相对松软，难以对抗来自内侧的应力。此外，部分膝关节置换术通常在年轻患者中进行，这些患者可能面临接受关节翻修手术的风险，胫骨骨量的保存对未来的手术成功至关重要。

膝关节的平衡对于减轻内侧胫骨托的过大压力非常重要。因此，Deuce 手术建议矫正大的内翻畸形，这一点与 UKA 不同。UKA 的指导建议是，尽量避免松解和纠正内翻畸形。然而根据笔者 BKA 手术期间的经验，不要过度矫正畸形，将力线移向外侧间室上也是十分重要的。

影响部分膝关节置换术后康复有多方面的因素。适当的疼痛管理很重要。在我们的中心，"鸡尾酒"镇痛是十分有用的。推荐使用股神经和(或)坐骨神经阻滞的疼痛管理方法。然而，神经阻滞可能会影响肢体的负重 1~2 天，并可能增加行走期间跌倒的风险。通常部分膝关节置换的患者会在这一时期出院，股神经和(或)坐骨神经阻滞可能会对常规的治疗和康复产生负面影响。

15.7 结论

作者的 Deuce 膝的经验表明，该假体可以有效地治疗有症状的内侧和髌股关节炎患者，这同时也是 BKA 适应证。虽然 TKA 是治疗双间室病变的有效方法，但最近的证据支持使用 Deuce 进行 BKA 对改善关节功能的效果[22]。这似乎主要是由于在置换期间，ACL 的保留和切骨量的减少、组织损伤小以及失血量的减少。此外，对 1000 名 Deuce 患

者至少 2 年的随访结果支持 Deuce 膝的稳定性。同一研究发现，无论是在作者的文献中还是他人文献中，股骨组件的无菌松动似乎都不会发生，也不存在股骨部件的失败。此外，BKA 中的失血量似乎低于 TKA，而术后脱位的并发症在很大程度上不存在了。在我们的文献和他人文献中都一直认为 BKA 术后可以早期恢复运动[23]。

只要术后初期下肢力线为中立位或轻度内翻，外侧骨关节炎就不太可能发生进展。BKA 是众多骨关节炎患者可行的治疗方法[8,9]，尽管需要进一步的研究来确定其中长期效果，但在将来，目前的手术方式可能会在骨科重建领域占有一席之地。对于该系统，建议将来设计出一款经久耐用的多孔胫骨托。在骨科，水泥型 UKA 胫骨假体目前还是一个未解决的问题。具体来说，Palumbo 等[24]报道，术后两年内 61% 的患者因胫骨托放射性透光区需行翻修，14% 的患者因出现胫骨无菌松动接受翻修手术。其他作者也描述了单间室置换术后胫骨假体透光率增加[25,26]。

BKA 的移行区，无论是链接还是非链接，仍然在技术上有很高的要求。因此，定制的截骨模块和多种型号的股骨假体可有助于改善髌骨轨迹和减少膝前痛。Tria 等[27]报道 Deuce BKA 术后 25% 病例出现膝前痛。必须注意的是，作者在所有患者身上使用的为第一代产品器械，其不允许在股骨组件的外侧缘和外侧完好的股骨软骨之间存在可重复的对称而平滑的过渡区。这显然是髌股关节疼痛的原因。现在，新尺寸的模板和 4 合 1 截骨模块形成可重复的过渡区域，这似乎会大大降低了膝前痛的发生率，改善了整体的结果。这些模块 2008 年在美国应用很有限，也从未在别处使用。此外，增加尺寸型

号无疑最大限度地扩大了滑车本身的覆盖范围,并减少了与股骨组件的旋转和尺寸相关的技术错误。

在过去 9 年中, 对于单片 BKA 设计的性能和缺点已经有了很多的了解。显然内侧间室和髌股关节骨关节炎是常见的,也是关节外科医生经常遇到的骨关节炎类型[4]。微创的入路和交叉韧带的完整性至关重要。第一代假体手术经验提供了在假体设计、外科相关技术的改进、组织保护及保持膝关节自然生物力学功能所需要的知识。

(晋陶然 译 郑连杰 审)

参考文献

1. Hart JA (2004) Joint replacement surgery. Med J Aust 180(5 Suppl):S27-30

2. Kurtz S, Mowat F, Ong K, Chan N, Lau E, Halpern M (2005)Prevalence of primary and revision total hip and knee arthroplasty in the United States from 1990 through 2002. J Bone Joint Surg Am 87(7):1487-1497

3. Noble PC, Conditt MA, Cook KF, Mathis KB (2006) The John Insall Award: Patient expectations affect satisfaction with total knee arthroplasty. Clin Orthop Relat Res 452:35-43

4. Ledingham J, Regan M, Jones A, Doherty M (1993) Radiographic patterns and associations of osteoarthritis of the knee in patients referred to hospital. Ann Rheum Dis 52(7):520-526

5. Borus T, Thornhill T (2008) Unicompartmental knee arthroplasty. J Am Acad Orthop Surg 16(1):9-18

6. Leadbetter WB, Ragland PS, Mont MA (2005) The appropriate use of patellofemoral arthroplasty: an analysis of reported indications, contraindications, and failures. Clin Orthop Relat Res (436):91-99

7. Kendrick BJ, Rout R, Bottomley NJ et al (2010) The implications of damage to the lateral femoral condyle on medial unicompartmental knee replacement. J Bone Joint Surg Br 92(3):374-379

8. Berger RA, Meneghini RM, Sheinkop MB et al (2004) The progression of patellofemoral arthrosis after medial unicompartmental replacement: results at 11 to 15 years. Clin Orthop Relat Res (428):92-99

9. Hernigou P, Deschamps G (2002) Patellar impingement following unicompartmental arthroplasty. J Bone Joint Surg Am 84-A(7):1132-1137

10. Lonner JH (2009) Modular bicompartmental knee arthroplasty with robotic arm assistance. Am J Orthop (Belle Mead NJ). Feb 38(2 Suppl):28-31

11. Parratte S, Pauly V, Aubaniac JM, Argenson JN (2010) Survival of bicompartmental knee arthroplasty at 5 to 23 years. Clin Orthop Relat Res 468(1):64-72

12. Argenson JN, Parratte S, Bertani A et al (2009) The new arthritic patient and arthroplasty treatment options. J Bone Joint Surg Am 91 Suppl 5:43-48

13. Heyse TJ, Khefacha A, Cartier P (2010) UKA in combination with PFR at average 12-year follow-up. Arch Orthop Trauma Surg 130(10):1227-1230

14. Lonner JH, John TK, Conditt MA (2010) Modular Bicompartmental Arthroplasty. Presented at The Knee Society Closed Meeting, Rochester, MN

15. Khanna A, Gougoulias N, Longo UG, Maffulli N (2009) Minimally invasive total knee arthroplasty: a systematic review. Orthop Clin North Am 40(4):479-489

16. Berend KR, Lombardi AV, Jr (2005) Avoiding the potential pitfalls of minimally invasive total knee surgery. Orthopedics 28(11):1326-1330

17. Dalury DF, Dennis DA (2005) Mini-incision total knee arthroplasty can increase risk of component malalignment. Clin Orthop Relat Res 440:77-81

18. Rolston L, Siewert K (2009) Assessment of knee alignment after bicompartmental knee arthroplasty. J Arthroplasty 24(7):1111-1114

19. Emerson RH, Jr., Higgins LL (2008) Unicompartmental knee arthroplasty with the oxford prosthesis in patients with medial compartment arthritis. J Bone Joint Surg Am 90(1):118-122

20. Bourne RB, Laskin RS, Guerin JS (2007) Ten-year results of the first 100 Genesis II total knee replacement procedures. Orthopedics 30(8 Suppl):83-85

21. Crockarell JR Jr, Hicks JM, Schroeder RJ, Guyton JL, Harkess JW, Lavelle DG (2010) Total knee arthroplasty with asymmetric femoral condyles and tibial tray. J Arthroplasty 25(1):108-113

22. Wang H, Dugan E, Frame J, Rolston L (2009) Gait analysis after bi-compartmental knee replacement. Clin Biomech (Bristol, Avon) 24(9):751-754

23. Morrison TA, Nyce JD, Macaulay WB, Geller JA (2011) Early adverse results with bicompartmental knee arthroplasty: a prospective cohort comparison to total knee arthroplasty. J Arthroplasty 26(6 Suppl):35-39

24. Palumbo BT, Henderson ER, Edwards PK, Burris RB, Gutierrez S, Raterman SJ (2011) Initial experience of the Journey-Deuce bicompartmental knee prosthesis: a review of 36 cases. J Arthroplasty 26(6 Suppl):40-45

25. Tibrewal SB, Grant KA, Goodfellow JW (1984) The radiolucent line beneath the tibial components of the Oxford meniscal knee. J Bone Joint Surg Br 66(4):523-528

26. Gulati A, Chau R, Pandit HG et al (2009) The incidence of physiological radiolucency following Oxford unicompartmental knee replacement and its relationship to outcome. J Bone Joint Surg Br 91(7):896-902

27. Tria AJ Jr (2010) Bicompartmental arthroplasty of the knee. Instr Course Lect 59:61-73

第 16 章

单间室膝关节置换术的翻修

Sergio Romagnoli，Francesco Verde，Sara Zacchetti

16.1 引言

在过去的 10 年中，单间室置换术相对于全膝关节置换术数量明显增加，在年轻患者中尤其突出。如果膝关节韧带稳定性保持完整、髌股关节面和单纯膝关节外侧关节面或内侧关节面软骨保持完整就可以行单间室置换术。从软组织保留和关节面恢复角度来讲，单间室置换术比全膝关节置换术创伤更小。文献报道单间室置换术后假体的生存率很高，但是随着手术数量增加翻修率也相应增加[1,2]。

从 2001 年至 2010 年，我们在 Galeazzi 骨科医院做了 189 例单间室置换术后翻修术。我们根据失败的假体类型、原因、翻修使用的假体类型对这些病例做了分类。

16.2 翻修原因

确认的 5 种主要翻修原因如下。

1. 不正确的适应证：类风湿性关节炎-

软骨钙质沉着病，对侧间室软骨退变，外侧半月板蜕变，有症状的髌股关节炎，交叉韧带缺失，侧副韧带稳定功能丧失。

2. 不正确的手术技术：力线过度矫正，胫骨截骨错误（冠状面或后倾角），错误的假体位置和对线（由此导致的屈伸活动中假体位置不良），不正确的假体固定方式（骨水泥或非骨水泥），韧带不稳定。

3. 聚乙烯和金属磨损。

4. 关节韧带不稳定。

5. 感染。

16.3 翻修分类

翻修可分为早期和晚期翻修，取决于初次置换到翻修的时间。早期翻修是指初次单髁置换术后两年内的翻修术，晚期翻修则是两年后的翻修术（图 16.1）。

早期翻修可以来源于以下几种原因。

- 无菌松动：这是主要的翻修原因，通常是胫骨侧假体。由不正确的假体安放位置和骨水泥错误引起。

- 对侧间室退变：多由于力线过度矫正

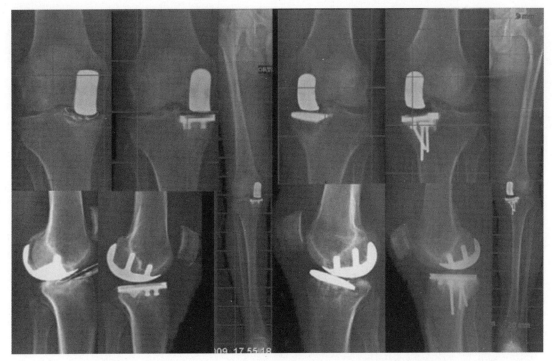

图 16.1　左图:初次单间室置换术后 1.6 年因为胫骨假体松动的早期翻修;右图:10.2 年后因为胫骨假体下沉和骨溶解后的晚期翻修。

所致。

- 假体位置错误。胫骨侧和股骨侧假体都可以涉及到。胫骨侧位置错误包括:假体内翻,导致松动和继发的聚乙烯磨损。股骨侧位置错误有:前后位置和假体大小不正确(由此导致的伸直位时股骨侧和胫骨平台接触点位置不良引起的疼痛和伸直受限),屈曲位置不良(导致松动和聚乙烯磨损)。
- 感染:有统计学相关性,但是发生率和复杂性没有无菌松动高。
- 疼痛。

晚期翻修原因:

- 无菌松动。
- 对侧间室退变(图 16.2)。
- 髌股关节退变(发生率低):不正确的

适应证;常见于肥胖女性患者继发的关节炎。髌股轨迹不良和压力过大导致的髌股关节严重病变以及术中发现髌股关节软骨 3~4 级退变是单间室置换术的禁忌证。

- 关节韧带不稳定:常常由假体松动和(或)聚乙烯磨损或假体位置不良所引起。股骨侧假体位置不正确是晚期翻修的常见原因。
- 聚乙烯磨损:线性或容积性磨损,分别取决于固定或活动内衬的使用而不同。
- 假体周围骨折:胫骨侧和股骨侧假体都可以受累,常常伴有聚乙烯磨损。
- 疼痛。

单间室置换术后翻修也可以根据术中选择的假体来分类。一般来讲,可以翻修成

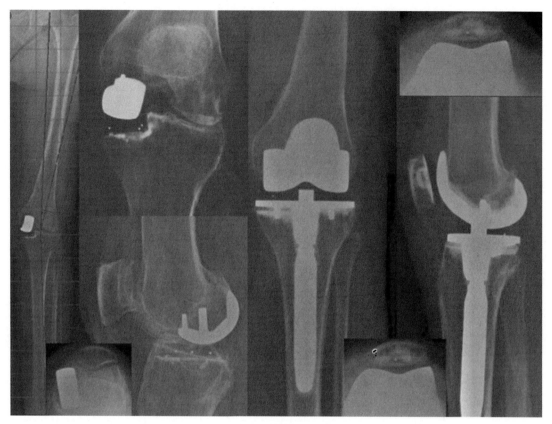

图 16.2　单间室置换术后 3.7 年因为外侧间室退变行全膝关节置换术。

另外一种单间室假体或全膝关节假体。然而，最后的选择取决于翻修的原因，骨缺损程度，韧带的稳定性，对侧间室和髌股关节软骨的完整性，聚乙烯-金属溶解引起的假体移位和患者的年龄。

如果患者年龄小于 65 岁、胫骨骨缺损较小、对侧间室软骨、交叉韧带和髌股关节未受损，并且没有临床症状和聚乙烯-金属磨损引起的假体移位，这种情况由假体位置不正确或假体松动导致的翻修我们通常选择另外一种单间室假体来进行翻修。

如果适应证选择错误或术后发生感染、患者年龄大于 65 岁、胫骨骨缺损严重、明确的对侧间室退变、交叉韧带和侧副韧带功能缺失、聚乙烯-金属磨损导致的假体移位或

者伴有症状的髌股关节退变，我们建议选择全膝关节置换术 (图 16.3)。

对于感染性松动，我们更倾向于选择二期翻修术。

16.4 患者和方法

从 2001 年 2 月至 2010 年 12 月，在 Galeazzi 骨科医院，182 例患者中 189 例单间室置换术后行翻修术 (7 例患者行双侧分期单间室置换术)。11 例患者 (12 例膝关节) 翻修术后死于不相关原因。包括女性 137 例，男性 45 例，手术时平均年龄 68 岁 (39~88 岁)。平均体重 76 kg (46~115 kg)，平均

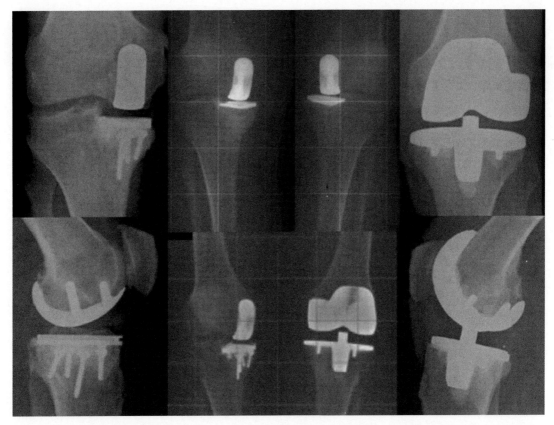

图 16.3 双侧单间室关节置换术后 18 年从树上坠落后引起胫骨假体松动,右膝关节采用单间室置换翻修,左膝关节采用全膝关节置换术翻修。

身高 172.7 cm(158~176 cm)。

所以患者行电话随访。24 例患者因不能行物理检查,只行电话随访和 X 线片分析。其余 108 例患者(3 例双侧)均行临床和 X 线检查(图 16.4)。

临床检查包括皮肤切口、软组织情况、关节活动度、韧带稳定性、伸膝装置完整性和神经血管组织。

放射学分析包括力线检查、冠状面和矢状面(后倾角)的假体位置、假体松动征象,如放射透亮线、骨缺损和关节线位置。

16.5 手术技术

翻修术主要考虑的相关问题包括术前计划、初次置换手术切口、初次置换假体的取出、骨缺损处理、翻修假体固定、恢复假体的稳定性和关节线水平[3]。

如果可能,手术尽量采用原切口,很可能沿长轴扩大切口。减小皮肤创伤将减少出血和对股四头肌的损伤,将提高功能康复。

根据骨缺损大小、关节韧带稳定性、对侧和髌股关节完整性来选择新假体。聚乙烯和金属磨损引起的假体位移也要考虑在内。

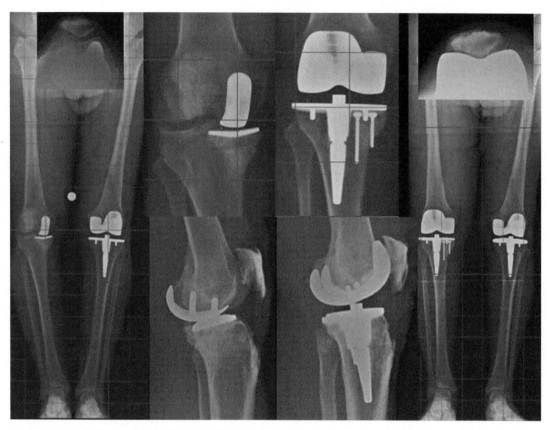

图 16.4 单间室置换术后翻修(胫骨侧假体断裂)采用延长杆和螺钉修复胫骨骨缺损的全膝关节置换术。

如果适合采用另外的单间室翻修术,可能会翻修原来所有假体,但是对大多数病例来讲,股骨侧假体是稳定的,只需要翻修胫骨侧假体。如果骨缺损不大,胫骨截骨需要矫正原来假体位置不良,如冠状面过度倾斜、后倾角错误,然后重建关节线位置。要达到这些目的胫骨侧假体需要更厚的聚乙烯衬垫,但是最好不要超过 12 mm。如果骨缺损需要超过 12 mm 的胫骨衬垫来修复,这就是单髁翻修成另外一个单髁的禁忌证了。作为一种选择,骨缺损不是通过更换更厚的衬垫来修复,而是尽量采用骨水泥和螺钉来修复,也很少采用植骨来修复。骨缺损修复仅限于松质骨缺损为主,皮质骨缺损须要小于 20%。所有患者假体主要承重点需要完全

皮质骨覆盖。

有些患者是因为股骨侧假体位置不良和大小选择错误,导致胫骨侧假体撞击股骨软骨而翻修。对于活动衬垫单间室置换术后翻修建议采用全膝关节置换术彻底翻修,对于固定衬垫的单间室置换术后翻修我们更倾向更换股骨侧假体,应用更厚的垫片来完成。股骨侧骨缺损的翻修也需要更厚的衬垫来完成。

翻修另一种可能性是指单间室置换术后对侧间室出现退变再次采用单间室置换来翻修。这种情况发生前提是初次置换侧假体是稳定的、髌股关节和交叉韧带没有受损、也没有出现临床症状,聚乙烯衬垫磨损很轻。如果也出现髌股关节退变、因为髌前

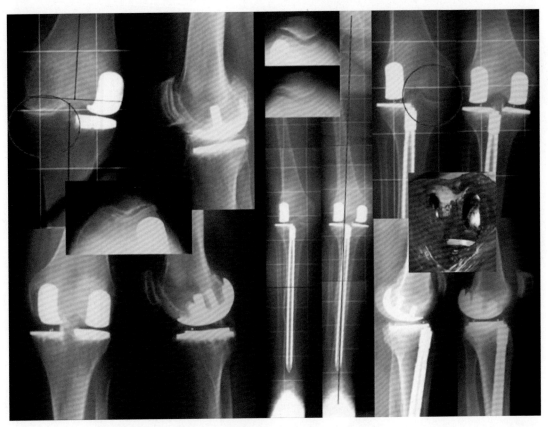

图 16.5　左图：外侧单间室置换术后 16 年翻修再行内侧单间室置换术。右图：1995 年，行外侧单间室置换术，2003 年胫骨平台骨折后采用髓内钉固定，2005 年翻修行内侧单间室置换术。

疼痛而翻修，那么需要同时行髌股关节表面置换术。这些患者表现的是双间室置换术后的结果（图 16.5）[4]。

如果骨缺损有限，选择全膝关节置换术翻修时，应该选择在磨损的水平行标准截骨，安装初次置换假体。

如果骨储备和骨质量好，选择标准假体固定方式（骨水泥或非骨水泥）。如果骨缺损大于 12 mm，我们更建议选择延长杆（骨水泥或非骨水泥）和楔形垫块。另外一种选择是采用植骨或者螺钉和或骨水泥来治疗骨缺损。目的是恢复关节线高度和水平。

对于女性患者，除非年龄小于 55 岁，即使骨缺损小于 12 mm，由于担心骨质量差，

我们更建议采用延长杆（图 16.6）。

如伴有严重的骨缺损和关节韧带功能不稳，有必要采用限制性翻修假体。

感染引起的翻修，我们更建议二期翻修，因为伴有较低的再感染率和相对于全膝关节置换术更少的并发症。

16.6 结果

189 例单髁膝进行了翻修手术，平均随访 6.8 年，其中 123（65.1%）例单间室膝翻修成全膝关节，剩余的 66 例（34.9%）单间室膝翻修成另一种单间室膝关节。

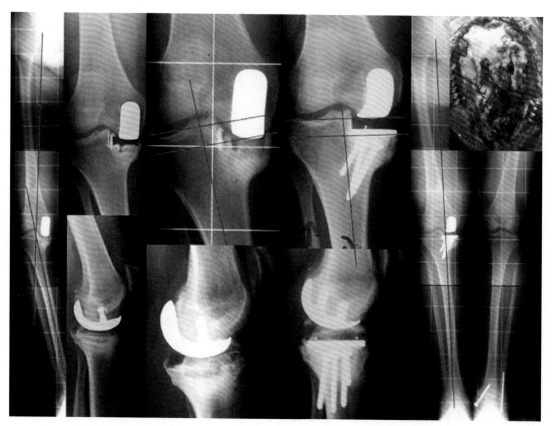

图 16.6　53 岁男性患者单间室置换术后 7 年用骨水泥和螺钉行另外一个单间室置换术翻修。

在单间室翻修成全膝关节组,106(86.2%)例膝用了标准假体, 其中 60 例膝用了胫骨延长杆,另外 17 例(13.8%)膝用了半限制性假体(图 16.7)。11 例膝关节因为感染性松动二期翻修术。66 例(34.9%)膝采用单间室关节翻修,其中 19 例(28.8%)只有胫骨侧翻修,6 例 (9.1%) 仅仅翻修了股骨侧,1 例(1.5%)只翻修了髌骨。37 例(56.1%)膝单间室关节所有假体都做了翻修。其他 3 例膝,1 例(1.5%)膝因为退变行髌股关节置换,另外 2 例(3%)膝做了对侧单间室置换术,成为双侧间室单间室置换术。

123 例翻修成全膝关节置换术中有 13 例(10.5%)失败:9 例(7.3%)无菌松动,4 例(3.2%)感染松动,后者中有 1 例膝关节之前因为感染松动而进行过翻修。在因为无菌松动翻修的患者中,翻修时间平均是初次手术后 3.7 年 (图 16.8)。这组患者全部是女性(100%):其中 5 例(55.6%)比较年轻,4 例(44.4%)年龄超过 65 岁。

66 例膝翻修成单间室关节, 其中 4 例是无菌松动(6%),初次置换术后平均 5.5 年后翻修。3 例(75%)是男性,3 例(75%)年龄在 65 岁以下(图 16.9)。本组没有感染翻修。

16.7 结论

我们的经验是单间室翻修手术效果主要取决于正确的适应证。对大多数患者来

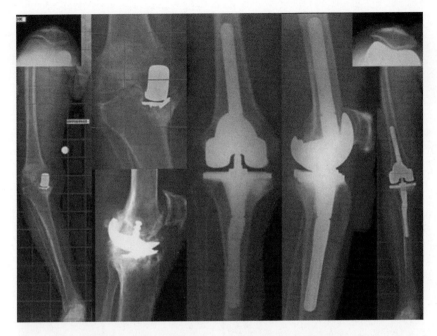

图 16.7 单间室置换术后 22 年因严重骨缺损行半限制性全膝关节假体翻修。

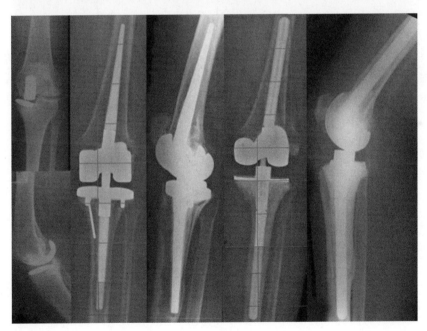

图 16.8 单间室置换术后 2.4 年翻修成全膝关节置换术。

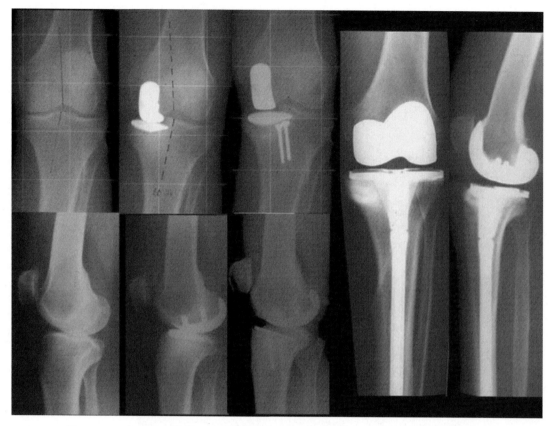

图 16.9　二次单间室翻修后由于胫骨侧假体再次松动行延长杆的全膝关节置换术。

讲,部分或者全部更换单间室关节是一种相对容易的手术。当所有情况都考虑之后,单间室术后将对侧间室翻修成单间室或者再行髌骨关节置换都会获得一例满意的双间室置换手术效果。这种手术的优势是手术微创以及接下来的快速康复。

当需要全膝关节置换系统来翻修时,临床结果取决于患者一般情况、骨质量和骨缺损程度。对大多数患者来讲,骨缺损采用植骨、垫块、螺钉和(或)骨水泥来处理。这种情况应用延长杆是必需的,可能还需要半限制性假体。

在我们的病例中,在年龄和性别两方面有着明显的差异性。在单间室翻修成全膝关节的患者中全部是女性,而单间室翻修成单间室患者中女性只占 25%。另外,单间室翻修成全膝关节的 44% 患者年龄大于 65 岁,而单间室翻修成单间室患者中只有 25% 年龄大于 65 岁。单间室翻修成单间室的大部分男性患者年龄小于 65 岁,这能够解释男性有比女性有更大的活跃度,这也在其他一些研究中得到验证了[5-7]。无菌松动翻修患者在单间室翻修成全膝关节中比单间室翻修成单间室中比例略高(分别是 7.3% VS 6%)。

然而,翻修成全膝关节和翻修成单间室关节生存率方面没有明显差异,后者并没有显示明显的优势。尽管如此,单间室翻修成单间室患者的假体平均生存时间比单间室翻修成全膝关节的要长(5.5 年 VS 3.7 年)。同时,66 例翻修成单间室患者无感染并发症,123

例翻修成全膝关节患者中 4 例出现了感染。

在 112 例翻修成全膝关节发生了无菌松动的患者中,3 例(2.7%)膝发生了感染性松动,11 例翻修成全膝关节患者发生了感染,有 1 例(9.1%)复发。简单手术原则能够解释这些发现:对于相同的恰当的适应证和手术技术,微创技术能够减少手术并发症。

(张 蒙 刘宣文译 刘培来审)

参考文献

1. Romagnoli S, Verde F, Eberle RW (2006) 10 year minimum follow-up of medial unicompartmental knee arthroplasty with the allegretto prosthesis. J Bone Joint Surg Br 88-B(Supp I) 100
2. Romagnoli S, Verde F, Eberle RW (2008) 10-year follow-up of lateral unicompartmental knee arthroplasty with the Allegretto. Poster presentation (P205), AAOS, San Francisco
3. Romagnoli S, Bibbiani E, Castelnuovo N, Cusmà G, Verde F (2008) The problem of UKR revisions. J Bone Joint Surg Br 90-B (Supp. I) 182
4. Romagnoli S, Bibbiani E, Castelnuovo N, d'Amario F (2009) Bi-unicompartmental knee prostheses. In: Scuderi GR, Tria AJ (eds) Minimally invasive surgery in orthopaedics. Springer New York, pp- 327-340
5. Pearse AJ, Hooper GJ, Rothwell A, Frampton C (2010) Survival and functional outcome after revision of a unicompartmental to a total knee replacement: the New Zealand National Joint Registry. J Bone Joint Surg Br. 92(4):508-12
6. Goodfellow JW, O'Connor JJ, Murray DW (2010) A critique of revision rate as an outcome measure: re-interpretation of knee joint registry data. J Bone Joint Surg Br. 92(12):1628-31
7. Johnson S, Jones P, Newman JH (2007) The survivorship and results of total knee replacements converted from unicompartmental knee replacements. Knee 14(2):154-7

索引